7 étapes vers la
libération énergétique

Benoit LUX

7 étapes vers la
libération énergétique

Le concept des
« *Points Faisceaux* »

Préface de
Jérémie GAUTIER
Ostéopathe D.O

© 2019 LUX Benoit
ISBN : 978-2-3220-1350-0
Dépôt légal : Mai 2019

Préface : Jérémie GAUTIER
Illustration : Benoit LUX ; Frédéric GONCALVES
Autres coopérateurs : Christian BUSSER, Jérémie GAUTIER,
Joëlle RONC, Chantale EPAUD

Edition : BoD - Books on Demand
12/14 rond-point des Champs Elysées
75008 Paris
Imprimé par BoD – Books on Demand, Norderstedt

[...de l'homme]

Ô songeur !
Il faut qu'il doute! Hier croyant demain impie;
Il court du mal au bien; il scrute, sonde, épie,
Va, revient, et, tremblant, agenouillé, debout;

Les bras étendus, triste, il cherche Dieu partout;
Il tâte l'infini jusqu'à ce qu'il l'y sente;
Alors, son âme ailée éclate frémissante;
L'ange éblouissant luit dans l'homme transparent.

Victor Hugo

Préface

Depuis plusieurs décennies, l'occident connaît une multiplicité de thérapies, avec chacune leur champ et donc leurs limites thérapeutiques. Ces limites poussent le praticien à chercher de nouveaux outils. La science s'intéresse beaucoup à l'approche physique, mesurable, laissant la thérapie énergétique faire son travail de recherche empirique.

C'est dans ce cadre que j'ai rencontré Benoit Lux. Un esprit curieux empathique, explorateur, sans à priori, ouvert aux différentes possibilités. Ce voyageur sillonne les différentes thérapies à la recherche d'outils qu'il évalue empiriquement.

Ce livre nous invite à un voyage à travers ses expériences, à travers notre sensibilité, à travers des concepts qui viennent enrichir notre arsenal thérapeutique. Comme un formateur, il nous pose question et aiguille notre réflexion afin que la réponse soit nôtre.

Aussi cet ouvrage est une étape pour ceux qui cherchent à comprendre comment percevoir, analyser exploiter les différents champs énergétiques dans leurs soins.

Jérémie Gautier
Ostéopathe D.O.
Enseignant et coordinateur
École OSCAR - Strasbourg

Introduction

Poser les bases utiles aux soins énergétiques est un travail qui se construit avec le temps, la patience et le désir. Le désir qui au fil des jours coule comme un ruisseau dans le travail que l'on entreprend. Celui qui nous donne la précieuse sensation d'être à sa juste place.

Bien sûr il y a des jours où la pluie fait monter le niveau d'eau de ce ruisseau. Parfois il menace de déborder et certaines fois il se tarit.

Observer son propre ruisseau est une des bases de la pratique énergétique. D'ailleurs c'est en parcourant ce chemin d'observation et d'écoute que ce livre a pu être écrit. Lentement, intensément, parfois avec rejet et d'autres fois avec passion. Toutes ces journées passées à s'astreindre à l'écriture, à la relecture, ainsi que celles dédiées aux échanges et aux rencontres. C'est tout cela qui m'a enseigné la perception de mon ruisseau intérieur et forgé le désir de transmettre des notions élémentaires d'énergétique.

De même, c'est en observant les gens qu'il m'a semblé évident que toutes nos existences connaissent des points de rupture, des virages que l'on décide de prendre, ou pas. Dans nos histoires il y a des événements que le destin jette en travers du chemin pour faire réagir. Ce qu'on décide de comprendre et de transformer sera peut-être l'entrée dans la pleine conscience ou, du moins, la première marche pour sortir de l'ignorance.

J'espère que cela vous inspirera dans votre désir de connaître, sentir et progresser.

Pour anecdote, ce livre commence un jour ensoleillé. Alors que nous étions une cinquantaine à méditer dans un beau dojo des Alpes, j'ai entendu la voix lointaine et guidante de l'enseignant de Qi-Gong qui a lancé au travers de la pièce une simple sentence: « Le vide c'est la forme, et la forme c'est le vide ». Cela aurait pu passer pour une vague notion déjà entendue mille fois. Mais ce jour-là, l'idée Taoïste est descendue comme un éclair dans ma conscience. Elle inonda mon esprit. Instantanément j'ai senti ma conscience se dissoudre dans un grand réservoir de lumière et en une fraction de seconde l'éclaté parfait de mon corps parut sur mon écran intérieur. Ma matière s'était dilatée et mon regard intérieur pouvait voir au travers de chaque partie de mon corps. Je voyais au travers de mes muscles, de mes os, de mes atomes. Cet état me permit de prendre intimement conscience que ma forme est pleine de petits vides.

Le jeu m'a plu. J'ai alors profité de cette méditation pour aller voir de plus près les pièces du puzzle de mon corps. Chacune d'elles pouvait encore s'éclater en multiples parties. Au travers des vides circulaient tantôt des fluides ou des énergies colorées, des gaz ou des brumes, tout un monde s'ouvrait à ma perception. Alors je me suis concentré sur un flux qui passait par là. Et en l'observant, il s'est également disloqué en toutes petites particules.

Et puis soudain, un peu comme ces zooms que l'on peut voir dans les films, le rythme des choses s'est accéléré. En un instant ce fut un défilé de particules de matière indifférenciées et, dans une sorte de vertige intérieur, j'eus la sensation de plonger dans le vide total. Etonnante impression que de passer un vortex obscur et vide pour aboutir dans un bain de lumière vive, enveloppante de bien-être. Cet état m'a paru tellement paisible qu'il m'a effrayé. J'ai dû ouvrir les yeux. C'est comme si mon ego avait eu peur de tant d'unité et de sérénité.

Dans ce retour au monde matériel, mon cœur battait plus vite, plus fort, mon souffle aussi s'était accéléré. Autour de moi, les autres méditaient tranquillement au son des vocables de l'enseignant qui, par intervalles réguliers, nous encourageait : « ...et on relâche, et on relâche...une tension ici, et on relâche, vers le sol, vers le coccyx...et on relâche... ».

A l'extérieur tout semblait normal. A l'intérieur de mon être rien ne sera plus comme avant. Le changement a décidé de m'emmener sur son « cheval du vent ».

De cette vision a germé l'idée de vouloir travailler et affiner ce chemin qui m'a été montré, et peut-être pouvoir retrouver un jour cet état d'unité. J'ai alors pratiqué plus de méditation, pris le temps de lire différents ouvrages, de rencontrer des énergéticiens, des philosophes et des thérapeutes de tous bords. En parallèle, j'ai continué d'explorer les grandes idées glanées au sein des traditions spirituelles millénaires et à les intégrer dans ma propre perception des choses.

Pour être franc, je ne me sens spécialiste d'aucune discipline millénaire, mais juste un explorateur de ma structure corporelle. Un voyageur pris dans l'espace, le temps et la matière.

Au fil de ce cheminement c'est alors affirmée la possibilité d'utiliser mes connaissances et mon don pour soulager les autres. Prétentieux objectif qui demande humilité et sagesse. Je ne suis toujours pas sûr d'avoir acquis l'une ou l'autre de ces qualités, mais je suis sûr d'avoir choisi un merveilleux chemin de transformation.

C'est ainsi que je vous propose une vision tout à fait personnelle des phénomènes énergétiques, inspirée par de nombreux auteurs, enseignants et guides qui m'ont conduit progressivement vers cette étape de publication.

La question centrale qui a conduit au développement de ce texte est la suivante :

> Comment poser des bases simples pour la captation et la transformation des informations énergétiques en thérapie sans nuire à la profondeur et la diversité des phénomènes ?

Partant de là, ce sont dessinés 3 axes fondamentaux pour ancrer la construction de ce livre. D'abord au travers des ressentis lors des séances de TMD (Thérapie Manuelle Douce), ensuite sur les fondements d'une pratique quotidienne du Qi-gong et enfin avec un contact privilégié avec la nature. C'est ainsi que la trace laissée par ma fugace vision d'unité a cherché ses appuis dans le présent et dans le mouvement.

Puis un jour, au cœur de l'hiver, quand la terre se repose et prépare lentement la gestation d'un nouveau cycle, cette question centrale commença à prendre une autre texture. L'obscurité profonde et la chaleur du poêle, les sourires sous la pluie et les grises mines harassées par le manque de soleil, les reliefs ensoleillés et les vallées embrumées, les postures des gens encapuchonnés et l'élan des arbres nus, toutes les occasions de voir le réel me sont alors apparues sous le prisme énergétique des « *Points Faisceaux* ». Ces points qui organisent la matière et que nous approcherons au fil des pages.

Chaque jour, les jeux de cette nouvelle perception mobilisaient ma conscience, mon corps et mon esprit. C'est cette alliance de concepts mentaux et de ressentis corporels mis sous l'œil bienveillant de l'âme qui a posé une seconde base à la théorie : La conscience. Ainsi dans cet ouvrage, la notion de conscience sera sans cesse vue avec ce lien d'interdépendance entre corps et esprit. Il sera rappelé inlassablement sous la forme de « conscience (corps-esprit) ».

Avec ces deux éléments de départ : les « *Point Faisceaux* » et la « conscience (corps-esprit) », nous verrons progressivement comment tout cela peut trouver des applications dans la réalité thérapeutique. Comment se mettre en relation avec ce qui nous entoure (patient et thérapeute) ? Quels sont les bases primordiales d'une approche énergétique, ses enjeux, ses limites ?

Comment les jeux de l'énergie demandent-ils au thérapeute de penser sa place et son rôle dans les transformations qui surviennent et qu'il accompagne ? Avant d'y répondre prenons le temps d'un détour plus généraliste concernant le contexte actuel des thérapies énergétiques.

Dans quel contexte vient se placer cet ouvrage sur l'énergétique aujourd'hui ?

Je suis parti du constat que ma culture n'est ni chinoise, ni indienne, ni mexicaine ou amérindienne, mais ressemble plutôt à un grand melting-pot sur fond judéo-chrétien. C'est aujourd'hui une chance de se sentir citoyen d'un monde en ébullition. Cela permet de s'intéresser à toutes sortes de cultures très facilement.

A l'époque où je suis né sont apparus les premiers ordinateurs. La société occidentale où j'ai grandi achète son jambon au supermarché, sous plastique, sans avoir entendu crier la bête. Les cadavres ne sont plus visibles, ni dans les rues, ni dans les enterrements. Mes outils d'observations du réel sont donc différents de ceux d'il y a 6000 ans sous des latitudes variées. Des choses primordiales de la vie (et de la mort) nous sont aujourd'hui flouter dans nos existences édulcorées et numérisées.

L'homme est pourtant fondamentalement toujours le même depuis 6000 ans. C'est simplement la société dans laquelle il évolue et à laquelle il s'adapte qui le rend si différent en apparence. Donc il n'y peut-être que le chemin permettant de s'approcher de sa réalité d'homme qui est aujourd'hui à revisiter. Actualiser les outils de transformation énergétique pour les rendre plus accessibles.

Au fil des voyages, des rencontres, des connexions à différents mouvements thérapeutiques, pensées mystiques, visions énergétiques et philosophiques, j'ai ressenti la nécessité de synthétiser. C'est ce que je voudrais partager avec vous.

J'ai eu la chance de voyager et aussi d'être immergé dans des cultures différentes. En revenant vers l'occident, à chaque fois se révèle la force avec laquelle notre pensée, notre culture est structurée et animée différemment des autres.

L'Orient nous a apporté des cartes précises de la circulation des énergies dans le corps, des techniques de méditations et une vision énergétique. Tandis que notre histoire occidentale avait perdu cela dans le secret de quelques initiés. Aujourd'hui les techniques de mieux-être fleurissent de partout. Elles sont inspirées par les traditions locales de chamanisme celtique ou de géobiologie, par les techniques corporelles ou psychologiques, ou bien encore par les ordinateurs qui mesurent notre résonance quantique. Il y a de plus en plus de ponts qui sont faits entre les techniques.

Modernité et tradition, Orient et Occident, que d'alliances possibles pour proposer des soins aux personnes ! Nos sociétés occidentales sont gagnées par l'essor de la méditation et des pratiques énergétiques corporelles qui viennent se placer dans un vide profond de l'âme occidentale dont le travers fut de progressivement dissocier corps et esprit jusqu'à créer des abysses moraux entre eux.

Le corps a subi socialement les pires rejets devenant même le siège du « mal ».

Poursuivre aujourd'hui cette union corps-esprit comme l'union des cultures d'orient et d'occident est fondamentale pour évoluer à plusieurs niveaux. Certains grands esprits l'avaient bien pressenti au 20ème siècle et ont orientés leurs travaux en ce sens. Ainsi Carl Gustave Jung ou Richard Wilhelm, parmi d'autres, avaient perçu les complémentarités des philosophies et des pratiques orientales, sans toutefois perdre de vue les spécificités de la tradition occidentale.

Faisons un petit détour dans l'histoire pour illustrer ce qui a pu contribuer à la perte de notre tradition ésotérique et énergétique médicale. Ce qui a consumé la rupture avec notre sacré-guérisseur. Pour cela je vous propose une petite caricature d'époque (-100 ans avant JC).

Tandis que les guérisseurs chinois consignaient soigneusement dans des manuscrits leurs découvertes des arts du corps en cherchant l'immortalité, nos druides allaient cueillir le gui en récitant des formules et des poèmes à leurs disciples. Initiation exigeante puisque durant 7 ans le disciple apprend la poésie et donc l'âme humaine. Puis 7 ans pour apprendre les remèdes de plantes, les gestes et la juste prière pour poser les formules magiques. Longue initiation et fragile lien verbal sont les facteurs d'une conservation vulnérable. Car tandis qu'ils apprennent, leur élan vital leur demande d'échapper aux soldats romains qui les pourchassent pour les exécuter.

Avec leur disparition progressive semble s'amorcer une rupture dans la transmission de l'invisible pouvoir dans les soins. C'est ainsi pour nos contrées assujetties à la paix romaine. L'unité du soin progressivement se divise pour se spécialiser.

Comme un mouvement de balancier, l'alliance entre énergétique et science revient dans notre temps actuel, comme une ondulation de l'histoire, une respiration. Çà et là apparaissent des chamanes, des nouveaux druides, des géobiologues, beaucoup de gens qui soignent mais qui ne parviennent pas à retranscrire toutes leurs étiquettes sur une carte de visite. D'autres écrivent toutes les méthodes desquelles ils se sont inspirés. Et aucun ne sait vraiment à quel médecin il peut en parler. Il y en a qui cherchent à obtenir une reconnaissance officielle de leur pratique en reniant une part de l'essence subtile ou en s'adossant à des porte-étendards issu du monde médical qui vont donner une caution de « non-charlatanisme »… puisque encore aujourd'hui se perpétue une certaine chasse aux sorcières.

La rupture est faite avec le magique et le sacré, les gens cherchent autre chose que les techniques conventionnelles concrètes et souvent déshumanisées, ils butinent ici et là. Bien sûr, tous les progrès de la chirurgie et de la médecine ne sont pas à rejeter ou minimiser, ne comprenez pas mal mes mots. Je reste ici dans le domaine de l'énergétique, qui est tout à fait complémentaire de celui de la chirurgie (accompagnement post-opératoire, grands brûlés…etc). C'est en allant dans différents salons du bien-être et en considérant les innombrables offres de méthodes thérapeutiques que je me suis continuellement demandé si dans ce domaine énergétique nous inventons réellement des méthodes thérapeutiques ? Alors j'ai essayé les unes et les autres. Et au bout du compte il me reste une réponse claire : non, nous n'inventons aucune méthode thérapeutique. Nous inventons seulement des moyens pédagogiques. Des façons de transmettre et de faire vivre des choses fondamentales contenues au plus profond de nous, de notre ADN qui résonne avec l'univers.

Certains insistent sur les fascias comme la clef de tout, d'autres sur le ventre…etc, etc. Mais cela n'est qu'un moyen didactique pour s'approcher du grand TOUT. Car, au plus intime de notre ADN, de nos mémoires et de nos veines coule une substance vivante. C'est la magie de la transformation ! La foi en nos possibilités de transformation…et surtout la foi dans les actions qui vont générer le changement du cœur. C'est peut-être la chose la plus difficile à connecter pour nous occidentaux après des siècles de domination de l'Eglise qui s'accaparait certains pouvoirs thaumaturgiques, de Nietzsche, Freud ou Marx qui nous ont analytiquement vidés de cette magie du cœur pour remplir nos cerveaux et les faire tourner sur eux-mêmes de façon désincarnée.

Car vous pouvez passer votre vie à tourner autour d'un problème, si vous ne décidez pas de vous y attaquer avec ferveur, avec le cœur pour le dépasser, rien ne se passera !

Donc, pour le thérapeute, l'enjeu est de trouver dans sa trousse à outils les méthodes qui vont permettre au patient de se relier à nouveau à cette magie de la transformation. De chercher comment la personne va pouvoir ouvrir suffisamment d'espace en soi pour se relier à cette force de transformation qui est intérieure et extérieure, comme nous le verrons.

C'est dans ce sens que les grandes traditions ont pour mission de s'adapter au monde d'aujourd'hui. Car la seule chose qui change au fil du temps, ce n'est pas le fond l'âme ou les plis du corps, mais les méthodes de transmission du savoir, les outils et la technologie. Comment mettre tout cela en lien de la meilleure façon possible pour que chacun progresse en conscience et en transformation, dans son corps et dans son esprit ?

Comme nous l'avons déjà évoqué, les druides n'ayant que peu d'intérêt pour l'écriture, il y a toute une partie de notre propre « mode d'emploi » que nous sommes aujourd'hui obligés de rechercher chez nos voisins orientaux ou « peuples premiers » pour reconstruire ce que nous avons perdu. Pour re-sacraliser notre nature en tant qu'être humain inter-relié au TOUT.

Le but de cette reconnexion étant de dépasser à terme nos écarts entre perceptions « énergétiques » et visions « purement rationnelles » du monde et des soins. De reconnaître les champs de compétence de chacun des thérapeutes et d'œuvrer communément à la santé du plus grand nombre[1].

La rupture de la science médicale avec son volet énergétique et holistique, comme le vivait encore Paracelse[2] a permis de développer une médecine très factuelle et technologique qui a construit des moyens de guérison très puissants. Aussi quand nous sommes atteints par certains virus ou soumis à des problèmes nécessitant de la chirurgie, il serait malvenu de regretter le temps des druides et des invocations magiques, même si cela pourrait aujourd'hui grandement aider à la préparation de l'opération et faciliter la récupération de l'organisme après l'opération.

Par bonheur, beaucoup d'initiatives à travers le monde illustrent cette alliance et jouent la carte de la complémentarité entre les médecines. De nombreux exemples fleurissent aux États-Unis, en Inde, et aussi doucement en France. Pour affirmer ce mouvement, il est intéressant de voir où se loge encore notre « magie » occidentale et comment nous pouvons faire le pas pour la mettre au mieux possible à la disposition des patients. Ainsi l'enjeu est de réunir de plus en plus

---

[1] cf. « Réconcilier les thérapies » Clara Naudi
[2] Paracelse : Médecin, philosophe, alchimiste du 15eme siècle, cf. bibliographie

les démarches thérapeutiques qui ont été un jour progressivement séparées.

Dans ce sens, j'aimerais émettre un simple souhait de transformation, peut-être une prière, une vibration dans l'espace : puissions-nous continuer d'associer de plus en plus les moyens techniques les plus pointus avec l' « invisible pouvoir de transformation » qui réside au plus intime de notre être et de ce qui nous entoure. Puissions-nous être conscients de cette chance que nous avons aujourd'hui d'avoir accès à toute cette offre variée de propositions thérapeutiques, qui soit pour le mieux et le progrès de chacun.

Même si la structuration d'une certaine unité dans les soins est difficile et si les limites égotiques, politiques et interdisciplinaires sont encore des freins, c'est une évolution que nous vivons.

Toute cette palette de thérapies ne devrait avoir qu'un seul but, celui de rendre le patient à lui-même, de le révéler à sa propre nature, et non pas de le rendre dépendant d'un système de soins ou d'une méthode. Car cette révélation intérieure qui pousse vers la guérison éclot très souvent en chaque humain de la simple sensation d'être reconnu, écouté et compris, aussi bien dans le monde physique que dans les sphères de l'émotionnel et du spirituel. Simplement pour se relier à ce qui est plus grand : au TOUT, au Grand Mystère, à la Source ou encore au Divin (à chacun sa façon de percevoir le mystère). A ce même mystère qu'ont décrit les plus grands savants et les plus profonds mystiques quand ils sont allés au plus loin de ce que leur a offert leur don.

Cependant la rencontre avec le « don » n'est jamais gratuite. Elle est le résultat de grands efforts et d'innombrables tourments. Cela peut parfois conduire vers des parties extrêmement vides, sombres et effrayantes de l'être. Cette plongée dans le ventre de la baleine, tel Jonas, est nécessaire pour explorer les mystères[3] et s'approcher de ce vide qui une fois transcendé deviendra merveilleusement plein. Merveilleux labeur que celui d'être humain, d'être thérapeute ou patient. Chemin de vie qui, plus le sablier se vide, devient étroit et se fait en équilibre sur un fil au-dessus du vide.

Partant de cette constatation, soyons conscients que les choses que nous allons voir dans ce livre pourront paraître assez simples, et perçues comme réductrices pour les esprits les plus fins et initiés, ou bien sembler fantasques pour ceux plus avides de démonstrations scientifiques. Mais rien ne vous empêche de tenter l'expérience des « *Points Faisceaux* » en toute simplicité, comme un jeu, pour ensuite les explorer, les modifier et les développer par vous-mêmes dans la réalité qui est la vôtre.

> *Avant l'éveil, coupe du bois et va chercher de l'eau.*
> *Après l'éveil, coupe du bois et va chercher de l'eau*
> Proverbe Zen

Objectifs

Il s'agit, au travers de ce livre, de vous proposer une méthode concrète au service des soins. Adapter nos pratiques avec les attentes de cette nouvelle humanité qui émerge depuis quelques années et dont les enjeux de fonctionnement sont bien plus basés sur l'acceptation, le respect mutuel et la collaboration que sur des guerres de dogmes, des médecines enfermées dans leurs progrès et leurs difficultés de rentabilité ou des raisonnements cartésiens parfois trop stérilisants.

---

[3] cf. C.G Jung, « Psychologie du yoga de la Kundalini »

Conservons l'essentiel, « l'essence du ciel! » pour ré-enchanter nos vies et nos soins.

Le concept central de « *Points Faisceaux* » est une représentation, un outil pédagogique qui nous permettra d'approcher la compréhension des mouvements de l'énergie qui est à notre disposition pour la transformation.

Dès lors, je vous encourage alors à « Sentir » de plus en plus profondément, intimement au cœur de votre intimité. D'expérimentez par vous-même, parce que les choses que nous avons découvertes par nous-mêmes sont inscrites plus subtilement en nous.

Que cela soit fait sous la guidance d'un livre, d'un film, d'un maître, ou d'un accident de la vie. Dès que nous investissons notre temps, notre concentration, notre amour dans une œuvre claire, nous choisissons une voie de progrès et de transformation.

Ainsi nous créons nous-mêmes notre bagage. Nous sommes des créateurs et, si nous le souhaitons vraiment, nous pourrons nous transformer. Transformer notre façon de vivre, de manger, de nous soigner, de nous promener, de rencontrer l'autre, d'aimer, d'être plus conscient.

Afin d'éviter toute confusion, et au nom d'un principe de précaution que vos esprits aiguisés sauront remettre dans son contexte, il me faut être très clair sur les objectifs de ce livre. Il ne cherche en aucun cas à vouloir démontrer quoi que ce soit de façon scientifique. Cet ouvrage est une vision de faits énergétiques, et il est une lecture parmi des milliers d'autres, car aucune vérité ne s'applique à tout le monde. Il est simplement fait pour inspirer et proposer une réflexion et une pratique.

Evidemment, pour les passages qui traitent d'une approche thérapeutique, elle ne saurait en aucun cas remplacer un traitement médical quelconque.

Quel chemin allons-nous parcourir ?

Pour commencer ce processus de transformation, nous irons vers une description théorique des *Points Faisceaux*. Nous verrons d'où ils viennent, comment ils se comportent entre eux et se transforment. Ensuite nous verrons des notions primordiales et nécessaires à la pratique énergétique telle que l'aura, les chakras, les points énergétiques et les transformations. Pour cela, nous verrons les représentations majeures qu'en ont faites les grandes traditions orientales.

Puis, nous irons approcher ensemble les sept étapes de la libération énergétique. Nous commencerons pour chaque étape par une vision théorique, puis des exercices vous seront proposés afin de pratiquer vous-même sur votre chemin de développement des ressentis.

Et enfin, vous seront proposer des pistes de réflexions sur vos pratiques personnelles afin d'élargir ce qui vous aura été apporté.

Chapitre 1

Les Points Faisceaux

*« Connaître ce qui est à l'origine,
c'est saisir le point nodal du Tao ».*

Lao-Tseu

Les *Points Faisceaux* sont des objets pédagogiques, imaginaires ou réels, permettant d'approcher simplement les notions énergétiques et quantiques dans les soins.

Ils sont des appuis pour percevoir le monde autrement. Sortir de la première impression de la réalité matérielle.

1. Les Points Faisceaux: définition

Qui sont les Points Faisceaux?

En s'intéressant à l'aspect quantique de notre environnement, on se rend assez vite compte que tout ce qui nous entoure n'est que vibration. Cette vibration est vie. D'ailleurs, si vous laissez votre regard longtemps fixé sur une bougie, vous allez commencer à augmenter votre perception de ce que chaque objet laisse émaner comme vibration, comme vie.

Notre conscience limitée perçoit malgré tout l'ensemble de ces vibrations, mais se doit de les transformer en matière pour être rassuré. C'est dans cette situation que les *Points Faisceaux* sont les plus simples à percevoir et à imaginer car ce sont eux qui vont organiser les formes visibles. Ils façonnent la matière, comme si l'on modélisait la forme sur un ordinateur. Comme leur nom l'indique, ils sont le centre où se rejoignent plusieurs faisceaux.

Les *Points Faisceaux* sont des concepts et, comme tous les concepts, il permettent l'abstraction. Donc, si on a observé des points qui concentrent les faisceaux de la matière, il en est de même avec l'énergie et avec la pensée. Un point névrotique est un *Point Faisceau*. Certains parlent même de formes de pensée qui sont présentes dans les murs d'une maison. La pensée crée.

Pour synthétiser, les *Points Faisceaux* sont des objets réels (visibles) ou imaginaires (invisibles) qui concentrent vers un point ou émettent depuis un point de l'énergie dans l'espace. Ce phénomène dure un temps limité avant une possible transformation.

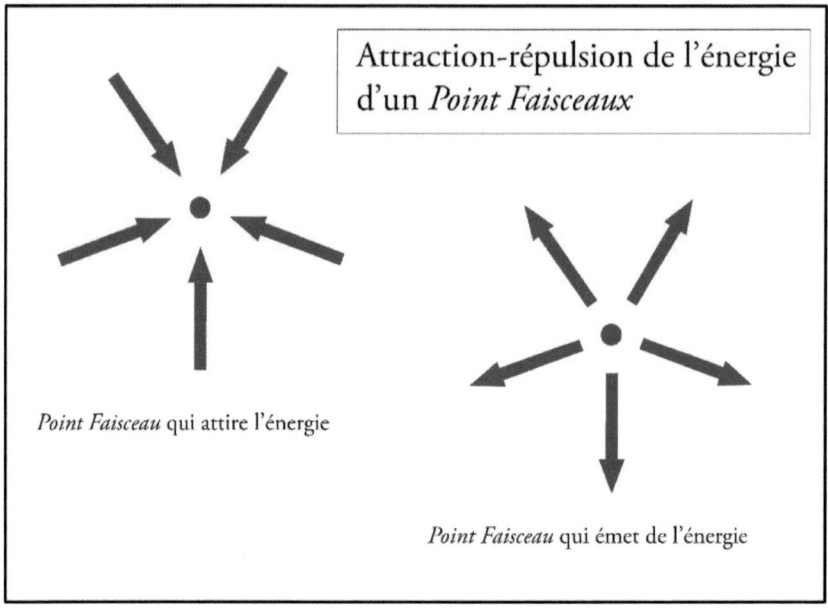

Attraction-répulsion de l'énergie d'un *Point Faisceaux*

Point Faisceau qui attire l'énergie

Point Faisceau qui émet de l'énergie

Ça peut être un noyau d'atome avec ses électrons, une ville qui rayonne vers sa banlieue, un caillou qui irradie dans son environnement, la terre qui s'enveloppe de son champ d'énergie.

Ils sont éphémères à plus ou moins long terme (naissance, vie, mort…impermanence). Ainsi la forme d'un caillou va durer plus longtemps que celle d'une feuille dans le système nature.

Mais tous ces exemples sont la partie visible ou mesurable des *Points Faisceaux*. Pour compléter l'autre partie de la définition, le *Point Faisceau* est aussi considéré sur un plan plus subtil. Telle une simple pensée : « Tiens, je vais aller chercher le pain ! », un souhait qui se propage dans l'espace sous forme d'onde et vient peut-être se réaliser s'il est en cohérence avec l'environnement.

« Mais qu'est-ce qu'il est ch…. ce voisin avec sa tondeuse ! ». Dans le système des *Points Faisceaux*, la tondeuse émet un bruit, un énervement et le voisin concentre l'énervement pour ma pensée.

Restons conscient que toutes nos paroles et pensées résonnent dans l'univers, elles contiennent une certaine charge énergétique. A nous d'en user au mieux !

Comment vit un Point Faisceau?

L'une des grandes forces des *Points Faisceaux* est leur capacité à se transformer. Dans le même sens que la célèbre phrase de Lavoisier « Rien ne se perd, rien ne se crée, tout se transforme ».

- Les *Points Faisceaux* sont ainsi des centres qui polarisent l'énergie.
- Ils vibrent d'une fréquence particulière et variable.
- Ils sont présents dans de multiples niveaux d'énergie, visible et invisible, palpable et impalpable physique et subtile

Comme ils sont très mutants, leur existence sous une forme donnée ne tient qu'à un fil. Un peu comme notre vie humaine à l'échelle de la géologie ou de l'univers. Comme le rayon de soleil qui se reflète dans une vitre et nous caresse furtivement le visage alors que nous passons à vélo.

Les penseurs quantiques montrent que beaucoup d'objets n'existent que sous une forme solide si on les regarde. Pour eux, l'objet est solide car il semble figé un instant sous le regard d'une conscience, comme un souffle qui unit les particules en une forme cohérente pour un certain temps.

Donc, si c'est la conscience qui unit les particules, elle doit pouvoir également les dissoudre. Et bien, c'est ce que nous proposent les grands méditants. Ils nous transmettent l'idée que c'est cette même lumière pleine de conscience, ce souffle intérieur qui, une fois reconnu et compris (non pas juste dans l'intellect mais dans la pratique), peut nous permettre de dissoudre la réalité des formes et les voir se transformer.

La science montre ce phénomène à travers l'expérience des « fentes de Young ». Le résultat montre que, si un atome est propulsé dans une fente, il peut se comporter comme un solide ou comme une onde. C'est la présence d'un observateur (caméra, regard, conscience....) qui va faire en sorte que l'onde se comporte comme un solide.

> Ce sont ici deux lois de la nature :
>
> ## TOUT se transforme
> ## RIEN n'est permanent

Quelle est la structure d'organisation des Points Faisceaux ?

Pour avoir la possibilité d'être tellement présents dans tous les phénomènes du vivant, les *Points Faisceaux* ne peuvent pas vivre seuls. Ils sont les piliers centraux de notre expérience duelle, ils sont en lien les uns avec les autres. Tous ensemble, ils communiquent, et, comme pris dans une grande baratte, un ventre gigantesque, ils naissent et meurent, se créent et se refondent. Le corps de l'un sera l'humus de l'autre, les micro-organismes de celui-ci seront la sève de celui-là. Mon chien qui est mort a déjà vu son énergie transformée entièrement (esprit, lumière...réincarné en papillon ou qui sait ?), mais sa matière est encore en assimilation par un autre élément (terre, feu, eau...). Dans dix ans cela ne sera plus qu'un souvenir...donc un autre *Point Faisceau*, logé ailleurs mais relié à une certaine réalité.

Ainsi les *Points Faisceaux* existent en groupe et appartiennent à des maillages. Ce sont de grands réseaux qui sont connectés les uns aux autres. Comme un internet supra planétaire qui connecte l'univers entier. Ou comme le mycorhize de nos forêts. Tous les éléments qui s'y trouvent (arbre, chien, atome, planète) sont en lien quelque part et se trouvent accessibles partout, quelle que soit l'échelle, au travers de n'importe lequel des objets considérés.

Dans le cœur d'une libellule bat l'onde primordiale de l'univers.
Dans les mains d'un homme se lit le cosmos et le microcosme.
Dans le mouvement des atomes se lit celui des planètes.
Dans le battement d'une aile de papillon peut se produire la genèse d'une tempête.
De l'impulsion ample émise au cœur de l'univers au plus petit grain de poussière posé sur la patte d'une mouche, TOUT est relié. Bonheur des poètes.

Ce sont ici deux lois de la nature :

TOUT est relié
TOUT est dans TOUT

Mais précisément, puisque ce TOUT est si vaste et effrayant à percevoir, nous avons d'abord besoin de grandir dans un système de perception limité. Nous construisons un ego résistant capable de faire tenir notre structure (émotionnelle et physique) le temps que nous soyons en mesure de placer plus de conscience (corps/esprit) pour évoluer vers une perception plus large....mais combien de temps faut-il ? Combien de répétition d'expériences pour percevoir ces facteurs qui limitent nos perceptions ?

Notre défense égotique vient d'un processus de séparation et de classification des choses. Puis, à un moment donné de notre vie, les séparations et classifications nous apparaîtront peut-être comme des facteurs limitants. Ma mère me disait toujours ... « A l'église j'ai appris à ceci, à l'école j'ai appris à faire cela, et aujourd'hui j'essaye juste de ne plus vivre avec toutes ces règles, mais juste à vivre ».

L'enfant est une jeune pousse qui cherche la meilleure façon de s'adapter aux stimuli (vibrations, fréquences, *Points Faisceaux* émotionnels) qui sont autour de lui. C'est dans notre formation et notre éducation (scolaire, religieuse, scientifique, sociale...) que l'on reçoit les brides et les limites. Celles-ci vont d'abord nous rendre adaptés aux exigences du monde extérieur, le temps que nous soyons suffisamment fort pour décrypter les choses et oser s'en soustraire pour devenir ce pourquoi nous sommes fait et vivre en lien avec ce/ceux qui nous entourent.

Aussi, dans ces liens et ces interactions au sein de ce vaste réseau général de *Points Faisceaux*, il existe différents circuits, différentes organisation, différentes chaînes de *Points Faisceaux*.

Quand les chaînes de *Points Faisceaux* sont reliées par un flux de conscience, il apparaît alors des formes (...de penser, de vivre, d'échanger, de voir, de créer des objets matériels...oui vous le savez maintenant ils sont physiques et énergétiques). Comme par exemple cette magnifique forme géométrique, une sphère sous le principe de la fleur de vie, reliée, organiser mais pouvant se déformer grâce à la nature de tous ses liens.

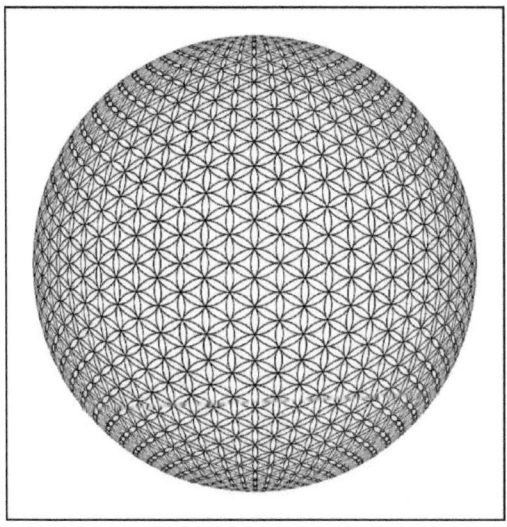

Sur terre, dans nos repères visibles, les flux de conscience qui animent les formes appartiennent à différents plans, différentes vibrations : minéral, végétal, animal, humain, ange, ...etc

Dans d'autres plans de vibration (hors du système Terre), il existe une infinité de règnes... tout ce dont votre imagination est capable.

Incroyable merveille qui chaque seconde se renouvelle. Les flux de conscience de la vie alimentent tous les canaux de tous les réseaux imaginables (...Et nous ? Nous nous efforçons à entretenir nos habitudes !!! A répéter nos vieux schémas !!! A conserver notre forme !!!).

Les objets sont ainsi formés de flux d'énergie et de conscience qui relient les *Points Faisceaux*. Ils ont des apparences variées : corps solides, corps physiques et flux d'énergie, corps célestes, arbres, petits gâteaux, coccinelles, ruisseaux, feux de joie, pensées : « Ah ce voisin ! Qu'est-ce qu'il est chi... à passer la tondeuse le dimanche ! », une étoile, un ver de terre, un atome, un trou noir, une galaxie, « Comme c'est merveilleux d'être là avec toi ce matin au soleil ! » .... Etc.

Tous ces objets (visibles ou invisibles) émettent des champs d'énergies variés et qui s'interpénètrent. Ils sont produits par les flux et par une force ou une conscience supérieure (Dieu, le Tout, Zeus, Allah…, le néant..., c'est en fonction des points de vue) et animés par une conscience plus ou moins développée, sur un niveau vibratoire plus ou moins élevé. Pour nous humains, nous parlerons de conscience (corps/esprit). Car nous avons pour mission d'allier les deux pour les transcender et augmenter notre conscience et notre plan vibratoire, tout en étant actifs dans un corps dense et lourd…comme dans un jeu vidéo, l'objectif est de transcender ce stade pour passer au level suivant.

Au début de notre vie, c'est le souffle, la conscience (esprit) qui va modeler notre corps en passant par toutes sortes de processus inconscients, impulsifs, de vie passée, de bagage karmique, de mouvements archaïques primaires, d'héritages transgénérationnelles, de famille d'âme, de thème astral ou de contextes de vie (familiaux, sociaux…).

Puis, progressivement, au fil du temps, des maladies, des expériences, des prises de conscience, des refus de voir tel ou tel aspect de la vie, le corps va se transformer et transformer l'esprit.

Heureusement, la conscience peut augmenter, se déplacer et percevoir certains mystères. Elle va nous permettre d'accepter et de relativiser des acquis qui deviennent inutiles.

Car la conscience humaine à une arme très puissante pour se transformer, elle reçoit sur terre un corps qui souffre le réel mais qui peut y agir. Il peut traverser des expériences, se structurer, se corriger et changer son environnement. Si corps et esprit se relient en conscience les changements interviennent et le libre arbitre sera un moteur important de ce mouvement de transformation.

Mais, sans trop faire de digressions, relions cela à l'idée de maillage de *Points Faisceaux*. Le schéma ci-après nous présente un exemple un réseau fait de différentes chaînes de *Points Faisceaux*. On peut librement imaginer que c'est celui correspondant à une otarie, à sa signature physique et énergétique.

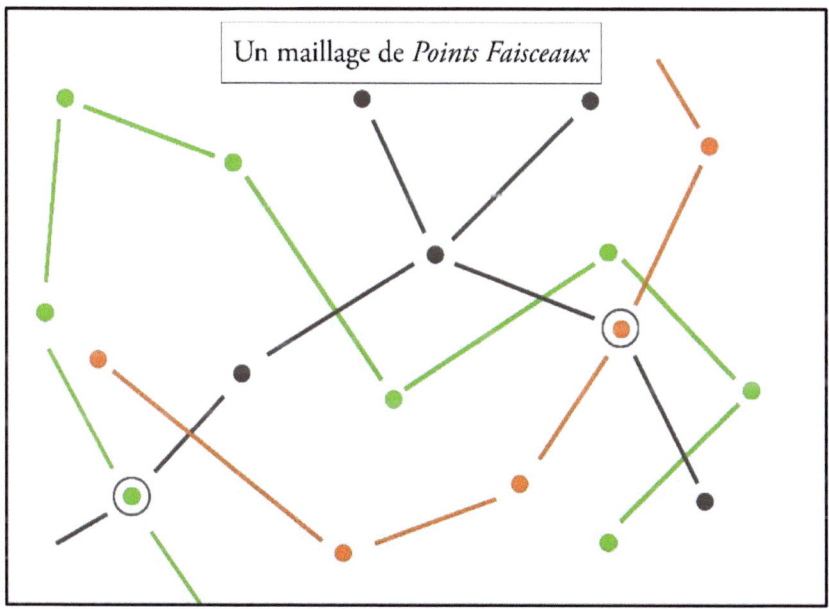

Un maillage de *Points Faisceaux*

Partant de ce petit réseau limité de *Points Faisceaux*, on peut émettre l'idée que quelque part au cœur de chaque chaîne, il y a un *Point Faisceau* qui structure la forme (comme l'idée d'ADN, de gênes, de point d'acupuncture, de nœud central...chacun dans son échelle).

Il y a donc un élément qui organise telle ou telle fonction de notre otarie. C'est ce qui fait qu'il ressemble aux autres otaries mais qu'il est quand même unique, un peu différent des autres. Cet élément central d'une chaine contient les informations nécessaires au maintien de la chaîne entière.

C'est un peu comme l'arbre maître dans la forêt, le roi dans sa contrée, la première cellule du fœtus…etc.

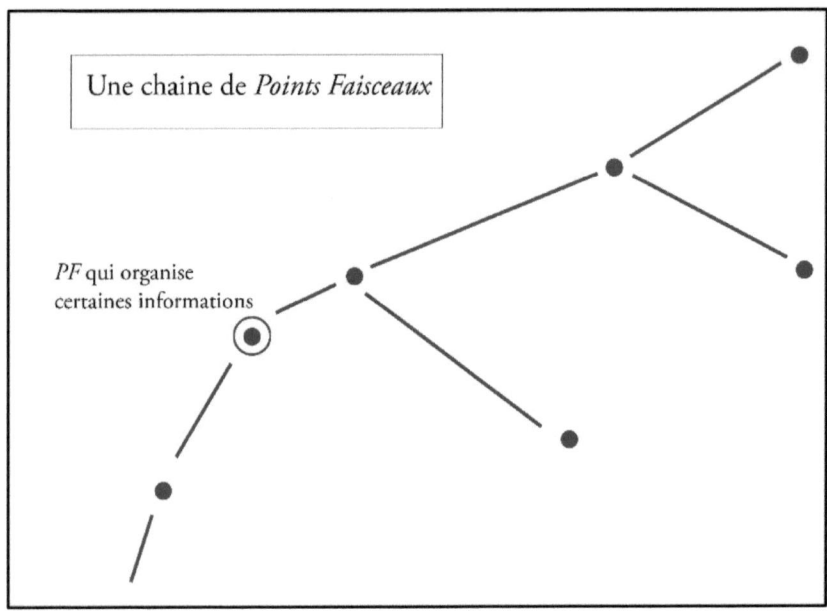

Une chaine de *Points Faisceaux*

PF qui organise
certaines informations

Certains pensent que si l'on atteint le *Point Faisceau* central qui organise TOUT, TOUT se transforme. C'est la théorie de l'aiguille unique émise par certains acupuncteurs mystiques de Chine. Théoriquement c'est acceptable, mais plus concrètement, il faut garder en tête que les *Points Faisceaux* changent, bougent et se transforment à chaque moment. De même, les liens qu'ils entretiennent et leur hiérarchie change. Viser juste et au bon moment, dans l'espace et le temps, à l'échelle d'un corps, comme de l'univers, relève du miracle, mais qui sait si parfois cela ne devient pas réalité à petite échelle ?

Le miracle commence par l'imagination qui ne se limite pas, qui ne se cache pas derrières les peurs et les croyances (inconscientes) impossibles. « *Ils ne savaient pas que c'était impossible, alors ils l'ont fait* » nous dit Marc Twain.

Imaginer les transformations comme une réalité possible. S'autoriser à enlever les pelures et les écorces qui limitent l'accès à cette réalité, à cette perception. Les retirer une à une, sans trop forcer. Et s'attacher à cibler un *Point Faisceau* central qui organise la chaine. Ce procédé permettra de révéler la chaîne entière à la conscience (corps-esprit) afin qu'elle puisse se transformer progressivement grâce à l'alternance des « états de grâce » et des « états de densité ». C'est ce mouvement que nous verrons plus loin au chapitre « respiration ».

L'essentiel des *Points Faisceaux* pour l'instant :

- **Il y a des *Points Faisceaux* singuliers qui ont des fonctions particulières au sein d'une chaine et d'un réseau de *Points Faisceaux*.**

- **Ce sont eux qui organisent une partie de la forme, de l'espace et de l'énergie.**

- **Si l'on parvient à les contacter avec la conscience (corps-esprit) on peut obtenir une transformation et un élargissement de la conscience (corps-esprit).**

Organisation et niveaux de vibrations

Au cœur de l'otarie que nous avons vu précédemment, et de l'homme, ou encore au sein d'une maison ou de ses différentes pièces, il y a des tas d'objets pouvant être contenus dans l'objet premier. Comme un jeu de poupées russes.

Si l'on considère une maison, elle est organisée par un réseau de *Points Faisceaux* et vibre à une certaine fréquence. A l'intérieur de cette maison il est possible de considérer séparément tous les meubles, chacun ayant leur structure de *Points Faisceaux* et leur fréquence propre. Dans le meuble, le stylo vibre différemment du trousseau de clefs ou des gants... et ainsi de suite.

De même, chaque élément a sa propre histoire. Il s'inscrit différemment dans le temps et l'espace. Le stylo n'a pas le même vécu que la commode. Et comme cela est en perpétuelle modification (mémoire de forme…), le stylo va progressivement inscrire dans son histoire une partie de la commode et vice versa.

Pour l'homme on peut voir cela avec les différents organes. Chacun vibrant différemment à l'intérieur du corps qui a lui-même sa propre vibration globale. C'est ainsi que les sons, les mantras, les appareils émettant certaines ondes (lumière, ou autres) peuvent soigner. Mais c'est aussi ainsi que les nuisances environnementales, sonores ou vibratoires (onde, rayonnement...etc.) peuvent atteindre les personnes qui y sont sensibles.

C'est ici une loi de la nature :

**TOUT est vibration,
avec différents niveaux de fréquence.**

Comment les Points Faisceaux se transforment-ils?

Imaginons qu'un soir, un groupe de gens dans la forêt fait un feu. Il y fait froid et humide, mais le feu a pris. Il réchauffe les gens le soir et durant la nuit il se consume et s'amenuise. Au réveil, il ne reste plus que quelques braises du grand feu de la veille.

Si j'essaye de relancer le feu en plaçant un morceau de bois trop gros ou trop humide en plein milieu, tout va s'éteindre. Je casse ainsi la chaîne du feu en apportant du bois humide de façon trop importante et sans précautions.

Mais si je place le gros morceau de bois juste à côté des braises pour qu'il évapore doucement l'humidité, et qu'ensuite, je place progressivement de petits morceaux au cœur des braises, et que j'alimente celles-ci avec un souffle, le feu se propage. Les flammes vont doucement sécher la grosse bûche qui, au bout d'un temps, sera plus sèche et finira par se consumer. La force du feu grandira.

Ainsi différentes transformations ont eu lieu au travers de cet exemple. Elles répondent aux lois d'engendrement et de destruction. Les traditions millénaires utilisent différents systèmes de 4 ou 5 éléments. Chaque élément sera associé à de multiples symboles, émotions, états d'âme, pathologies physiques. Peu importe la tradition que l'on décide de suivre, ce qui compte est de s'efforcer à percevoir le monde au travers des lois du changement. De mettre des lunettes différentes pour observer un même phénomène.

Par exemple, si l'on observe la nature, on voit que l'air alimente le feu qui détruit le bois en transformant l'eau (l'humidité devient gaz), pour finalement nourrir la terre (cendres).

Bois, feu, terre, air, métal, eau, éther... sont les éléments que je connais dans différentes traditions. Certaines traditions voient le monde des transformations au travers de 5 éléments (chinois, tibétains) ou de 4 (occident). Le nombre d'éléments et leur nature n'est pas tant important si l'on considère un système plus vaste que celui de la planète Terre. Dans la vision large et plus universelle des penseurs quantiques (TOUT n'est que vibration solidifiée l'espace d'un instant), il pourrait exister des systèmes de transformation à « x » éléments. Par exemple, il va être difficile de trouver du bois sur Mars, pourtant des processus de transformations sont en marche.

Les éléments qui entrent en jeux dans les cycles de transformations sont alors de simples outils. Ils fonctionnent dans un référentiel donné et sont en lien avec les cultures et les traditions. Ils vont servir d'appui à une pensée cohérente nous amenant à comprendre progressivement les processus alchimiques qui sont en action dans notre référentiel. C'est essentiellement là que nous allons concentrer notre attention, car au fil du livre nous allons de plus en plus nous rapprocher d'exercices concrets reliés au corps et aux éléments.

Ainsi, la seule chose vraiment importante à retenir, c'est que les 4-5-ou plus, éléments mettent du symbolisme dans la transformation des *Points Faisceaux*. Par l'appropriation de ce symbolisme, ils nous permettent de sentir et deconscientiser (corps-esprit) la pulsation changeante du monde extérieur et du monde intérieur. Ils nous permettent de créer des liens de plus en plus intimes et subtils avec notre nature.

Pour illustrer ce rapport de perception intérieur/extérieur, on peut percevoir la chaleur du soleil et la chaleur du cœur comme différentes en degrés mais pas en genre. L'eau des océans n'est pas différente de celle de notre corps. Notre chair est formée à partir des éléments de la terre et retournera à la terre. L'air de nos poumons est le même que celui où volent les faucons. L'espace duquel émane l'univers, l'espace occupé par le canapé de notre salon et l'espace dans lequel s'élèvent nos pensées sont le même espace sacré. Et tout ce qui existe dans l'espace – matériel et immatériel – représente les éléments.

L'idée est de capter la nature profonde des choses au travers de représentations mécaniques simples et concrètes. Considérant ainsi ses lois d'engendrement et de destruction, il est possible de mieux comprendre l'impermanence et l'essence quantique des choses. Car rien n'est définitivement figé dans sa forme telle qu'elle est perçue à un instant donné. Ainsi, en reconnaissant les éléments dans notre corps, il sera progressivement possible de discerner les transformations de ces éléments en nous puis en l'autre (patient), pour l'amener à trouver une solution ponctuelle à ses problèmes impermanents.

Pour s'exercer, un exemple absurde mais parlant pourrait être le suivant. Dans mon intestin un gaz se met à bouger, ma structure intestinale (eau et terre) bouge (mouvement=feu), et le gaz sort sous forme de pet chaud et humide (feu, air, eau). A peine sorti, il est dissous dans l'air et disparait. Il n'existe plus que sous la forme d'une idée (éther) qui éventuellement provoquera la gêne ou le rire, puis un oiseau passera pour détourner l'attention et son idée même aura disparu, il est donc impermanent comme tout ce qui nous entoure.

Toute la difficulté de la conscience réside alors dans la possibilité d'être attentif aux transformations qui agissent sur une chaîne de *Points Faisceaux*. D'être conscient et présent, dans le tempo juste qui correspond à la chaîne de *Points Faisceaux* que l'on identifie et contacte. Cette reconnaissance et l'accompagnement de la transformation sont les outils de base du thérapeute énergétique pour accompagner l'autre vers son intériorité et qu'il puisse être conscient des phénomènes. C'est ce que nous développerons au chapitre suivant. Avant cela, observons les mouvements de transformation des *Points Faisceaux* au travers du processus de respiration qui les caractérise.

2. Respiration : Etat de grâce - Etat de densité, des oscillations vers la libération.

Qu'est-ce que le mouvement de respiration des Points Faisceaux ?

Suivant l'idée que TOUT est vibration, il est facile de percevoir que dans la vibration elle-même il y a une alternance d'états. Comme pour l'image d'une sinusoïde, il y a un point haut et il s'ensuit un point bas. Il y a la crête de la courbe de fréquence et le creux de la courbe de fréquence. De la même façon, il y a l'« état de grâce » où tout semble libre, fluide et dégagé d'attachements inutiles, comme suspendu en apesanteur, comme baignant dans la lumière primitive de l'éther. Et de l'autre côté, ce que même les dieux nous envient, l'« état de densité ». C'est là le règne de la matière, où tout est, lourdeur et densité, ou les choses peuvent prendre un aspect figé pour parfois plusieurs millénaires (minéral).

En observant dans le temps les changements d'état des objets, on perçoit une oscillation, une respiration. Les Points Faisceaux, comme les autres objets, passent par ces changements d'état. Par exemple, dans le cas d'un atome, la pensée quantique nous dit qu'il change d'état. Il passe de l'état solide, visible, unique, dense, vers un état d'onde pure, volatile, multiple et alterne en fonction de la présence d'un observateur[4].

---

[4] Cf. Expérience des fentes de Young

Ce mouvement oscillatoire qui marque des changements d'état ou de polarité peut s'observer dans de multiples phénomènes où des pôles qui semblent opposés sont de fait reliés. On peut par exemple citer quelques exemples manifestes d'oppositionnels reliés :

grâce-densité	expansion- compression
futur-passé	vide-plein
haut-bas	relâchement-tension
détente-crispation	+ et -
Yin –Yang	parasympathique-sympathique
…etc.	

Il y a en nous tous ces paradoxes, ces pôles opposés, ces contraires. L'essentiel est de progressivement les rendre conscients et clairs en nous lorsqu'ils se présentent. Toute la difficulté réside dans le fait d'être capable de les considérer reliés sans les séparer par une ligne figée comme dans la pensée occidentale duelle. Car c'est en observant leur alternance que se créent les mouvements, la respiration, et que l'on perçoit les étincelles de vie. C'est ce que nous développerons plus avant.

En attendant retenons que le fait de rendre ce processus respiratoire (grâce/densité) conscient permet de ne plus se laisser prendre entièrement par les extrêmes variations de ces mouvements, mais de les placer sous les yeux de la conscience (corps-esprit) comme des objets oscillatoires au caractère impermanent. Reconnaître les oscillations sans y être impliqué totalement en permet la transformation.

Comment accéder à un état plus conscient des chaînes de Points Faisceaux ?

Ainsi, pour quitter l'aspect très théorique, on peut se rapprocher du corps et se servir du travail corporel comme outil de conscientisation. Progressivement, par la mise en mouvement du corps, la mise en mouvement de notre matière et la reconnaissance de ses limitations, se développe une perception plus profonde de notre psyché. Dans l'ascèse de ce travail corporel, ascèse au sens « d'entraînement », cela va nous conduire progressivement vers la compréhension de notre être, de son existence intimement inter-reliée avec l'esprit.

En Occident, il semble souvent nécessaire de dissocier deux processus de conscience. D'un côté l'esprit avec ses perceptions, affectivité, intuition, pensée, concept, jugement, morale, et de l'autre le corps qui contient ses deux cents os, toutes sortes de processus chimiques et physiques.

Mais n'y-a-t-il aucune conscience pour faire en sorte que les molécules des os soient liées entre-elles afin de donner cette forme? Pour l'esprit occidental, depuis si longtemps éloigné d'une pensée globale, il est parfois difficile d'appréhender cet ensemble que propose le phénomène de conscience (corps-esprit).

Et si nous imaginons que le processus de conscientisation passe par la reconnaissance mentale, d'une part, et par la reconnaissance corporelle ou énergétique d'autre part ? Il apparaît donc une dualité, une opposition. Oui encore une !

Et plutôt que de percevoir cette dualité corps/esprit comme un phénomène statique et figé, n'y a-t-il pas en son sein une promesse de déséquilibre et donc de mouvement et d'échange ?

C'est justement cette dualité corps/esprit que nous avons à dépasser en tant qu'occidentaux pour entrer dans le travail profond de notre totalité pensante et agissante.

Mais comment approcher concrètement ce phénomène de conscience corps-esprit ? Simplement, il est possible de commencer par observer les mouvements des *Points Faisceaux*, des chaînes ou des maillages de *Points Faisceaux* que nous ressentons, à l'extérieur ou à l'intérieur de nous.

Pour cela, l'outil premier est la concentration sur le souffle, qui va donner un appui à la concentration mentale, comme dans la méditation. Et ensuite se placer en état d'écoute, mais nous y reviendrons avec les exercices concrets au chapitre 3.

Dans cet état d'écoute il est alors possible de distinguer les *Points Faisceaux*.

Comment ?

C'est très simple. Nous avons vu précédemment que les *Points Faisceaux* respirent et changent d'état. C'est précisément pour cette raison qu'il est possible de les percevoir et de les reconnaître dans leur essence.

En effet, s'ils étaient immobiles, on ne pourrait pas les percevoir. Car c'est grâce à ce petit mouvement de vie, qui va être détectable par la conscience ou le corps, que la prise de conscience globale du *Points Faisceaux* commence.

Peu importe dans quel ordre à lieu cette reconnaissance qui nous parvient (mental ou physique).

Exemple :

Mon corps a ressenti un frisson et mon esprit s'en saisit : « J'ai senti une présence », mon esprit se connecte à un sentiment puissant et mon corps suit en frissonnant. C'est le lien entre le corps et l'esprit qui s'affine et qui permet un décodage de son propre fonctionnement par rapport à ce qui nous entoure.

Nous verrons plus loin combien cet étalonnage intra-personnel est nécessaire pour le praticien en thérapie corporelle afin de décoder les choses et se relier à la dimension énergétique.

Un autre exemple illustre ce lien corps/esprit mais aussi la perception des contraires-complémentaires. Si j'identifie que je suis joyeux, je sens mon corps s'ouvrir au niveau de la poitrine, j'ai envie de parler spontanément aux autres, ma peau est un peu rougeoyante et mes yeux brillent d'un éclat particulier. Grâce à cela je sais (corps - esprit) que je suis joyeux.

Mais je peux identifier cet état parce qu'un jour j'ai senti la tristesse, qui a fait s'écrouler les choses autour de moi, et que mon dos s'est courbé, ma respiration a diminué en amplitude, mon teint est devenu gris et mes yeux ce sont ternis. J'ai su que j'étais triste.

La conscience de cette oscillation va me permettre au fur et à mesure d'identifier (corporellement et/ou émotionnellement) ce qui me fait passer d'un état à l'autre. Ensuite, par le travail de la conscience (corps-esprit), je peux progressivement atténuer l'amplitude des mouvements liés à cette variation émotionnelle (qui est une vibration et une chaîne de *Points Faisceaux*).

Ainsi, rendre quelque chose conscient n'est pas qu'une simple affaire mentale : « Ah oui, j'ai compris, alors je sais et je suis délivré(e) ». Ceci n'est qu'une première partie d'un mécanisme de conscience beaucoup plus subtil. La complémentarité qui s'affine entre corps et esprit augmente la conscience (corps-esprit) grâce aux ressentis des oscillations qui nous traversent.

Voici encore un exemple plus poussé dans le ressenti des oscillations (ou respiration de *Points Faisceaux*) perceptibles. Observons la lune. Je peux être conscient des cycles de la lune. Je sais qu'elle va mettre 27 jours à faire son cycle. Je sais sa position aujourd'hui grâce à des calculs ou au calendrier... etc. Mais quand je vais pouvoir observer en réalité les variations d'énergie qu'elle envoie vers mon monde intérieur au fil des jours, je pourrai accéder à une conscience plus pleine, une conscience élargie qui n'est pas juste mentale. Cet exemple concerne peut-être plus les lunatiques. Mais pour chacun il va s'agir de cibler les priorités des mouvements dont il va vouloir être conscient en fonction de son corps, son histoire, ses nécessités, son destin, afin d'aiguiser la conscience de ses ressentis.

Pour pousser l'exemple encore un cran plus loin, Alexandra David-Néel, nous raconte dans un livre extraordinaire, « *Mystiques et magiciens du Tibet* », qu'elle a pu rencontrer des grands méditants capables de ressentir les mouvements des différents corps célestes dans leurs corps.

Que dire à cela ? Comment ne pas être admiratif d'une telle finesse de perception ? Mais voyons simplement ce que l'on peut en retirer pour progresser. Car tendre vers ce type de perceptions implique un long travail méditatif et un passage par le langage symbolique des choses qui nous entourent.

Que me dit un tel événement du quotidien ? Comment résonne-t-il en moi ? Quelle émotion génère-t-il ? Où cela se reporte-t-il dans mon corps ? Ce langage est difficilement perceptible aujourd'hui tant nous sommes noyés dans la compréhension mentale des choses et l'exigeante rapidité des communications qui nous éloignent de l'aspect symbolique et profond de nos vies.

Ainsi, la méditation, ou d'autres voies dites chamaniques ou psycho-corporelles, proposent d'intégrer la perception mentale des symboles en des ressentis physiques. De ces pratiques naît bien souvent la possibilité de libérer des blocages par la visite salvatrice d'une conscience (corps-esprit) qui éclaire les *Points Faisceaux* figés de nos vies et de nos corps.

Pour approfondir la réflexion:

Selon le médecin biologiste américain Bruce Lipton, qui a travaillé sur la multiplication de cellules souches :

« Toutes les cellules sont génétiquement identiques, mais leurs destins est déterminé par l'environnement dans lequel elles vivent ».

Si, dans la méditation, nous parvenons consciemment au cœur de nos gènes, il est important de reconnaître leur nature et de saisir le développement de nos processus corporels en fonction de notre environnement. L'interpénétration des deux processus, même si nous pouvons les reconnaître comme dissociés, participe à un même élan plus vaste. Je suis mon environnement, mon environnement est en moi, et pourtant nous sommes séparés... opposition duelle, dynamique, qui génère de la vie, de l'énergie.

La dualité, les contraires, l'opposition : un mouvement pour la transformation

Dans le mouvement oscillatoire qui caractérise la respiration des *Points Faisceaux*, on peut voir que les opposés (corps/esprit, plein/vide, passé/futur...etc.) créent une tension dynamique qui génère du mouvement, de la vie.

Chez les taoïstes, on va voir apparaître cela sous le symbole yin-yang. Ce symbole n'est pas figé, comme on pourrait le croire en le voyant dessiné en 2D. Mais il est extrêmement dynamique, car dans le noir, il y a une trace de la naissance de la lumière et, dans l'éblouissement de la lumière, il y a un point plus sombre, qui sera le prélude de l'obscurité. Tout comme le silence contient le germe d'une parole et vice versa.

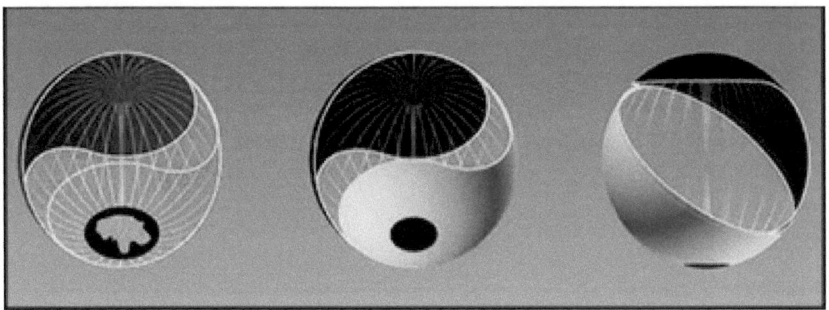

Ainsi, dans l' « Etat de densité » se trouve le germe de l' « Etat de grâce » et dans l' « Etat de grâce » la gestation de la densité. La mince séparation entre ces deux états n'est qu'une fine paroi poreuse en 2D. Et entre ces deux états en mouvement dynamique, il existe un passage, si on observe le symbole en 3D.

Si l'on se place sous la lumière de ce fonctionnement et de la dualité corps/esprit, on s'aperçoit que les *Points Faisceaux* générés dans notre esprit coulent dans notre corps. Les sillons creusés et entretenus par nos processus mentaux (habitudes, fixations, névroses…) construisent une réalité dans notre corps. Ces *Points Faisceaux* y respirent plus ou moins perceptiblement et donnent des signaux au corps (maladies, blocages, tensions…). Ainsi le travail sur le corps peut révéler des blocages à l'esprit et vice versa.

Le même échange se passe également entre le conscient et l'inconscient, qui sont en interrelation et créent également une tension dynamique, une respiration qui se révèle par le biais de nos rêves, de nos ombres ou par les rôles et les personnages que nous jouons tout au long de la journée (« persona », selon Jung).

Ainsi, en partant du plan physique, nous pouvons remonter vers les plans subtils, aux vibrations plus élevées, et nous approcher du *Point Faisceau* central qui organise la chaîne de *Points Faisceaux* causant le déséquilibre. A partir de là il est possible de proposer la libération des énergies retenues dans cette forme dense. Nous le verrons au troisième chapitre.

Simplement ne négligeons pas l'entraînement à la reconnaissance des *Points Faisceaux* qui se cache derrière cette libération. Ainsi que les obstacles illusoires qu'il faut surpasser pour discerner les objets dans leur vraie nature.

Au fil des entraînements, comme les grands maîtres l'enseignent et le maîtrisent, il est alors possible de sentir avec son corps tous les *Points Faisceaux*, tous les sillons mentaux ou encore tous les maillages de *Points Faisceaux* qui sont présents en nous et autour de nous (arbre, planète…).

Pour nous, « humains en chemin », nous serons en capacité de reconnaître progressivement la diversité des formes qui participent à une grande unité. Sentir le ciment qui relie les choses par la lumière. Soyons courageux sur ce chemin et osons devenir cette lumière qui relie les choses, pas à pas, en sortant du champ de la séparation et de la peur comme nous le dit justement Nelson Mandela : « C'est notre propre lumière et non pas notre obscurité qui nous effraie le plus ».

Reconnaître les oscillations : quand les Points Faisceaux respirent

Dans nos vies il y a des moments simples et privilégiés où nous avons accès à un « Etat de Grâce », un état d'unité. Cela peut être un magnifique lever de soleil, un sourire d'enfant, une séance de soin fait dans la reliance, une séance de méditation...etc. Cet état est plus ou moins fugace et fréquent selon les jours et les dispositions intérieures et extérieures de chacun, mais nous l'avons tous déjà vécu.

Quand cet « état de grâce » nous arrive, nous avons l'impression que le monde autour de nous change. Nos sensations et nos perceptions sont différentes, c'est comme si le monde « d'habitude » si dense devenait plus léger, plus vivant. Pétillants, nous nous sentons plus ouverts aux autres. Mais au fond nous sommes toujours la même personne. C'est la même personne qui juste avant se plaignait de son mal de dos, de ses enfants, du monde qui ne la comprend pas, du voisin qui crie...etc. Que s'est-il passé ? Nous nous sommes simplement permis de changer de fréquence. Mais pour combien de temps ?

C'est ainsi que nous vivons des respirations dans nos existences, physiques, psychiques et sur tous les plans de notre vie. Ces respirations sont plus ou moins subtiles et plus ou moins perceptibles en fonction de la conscience que nous sommes en mesure d'y placer.

En regardant ce phénomène sous un aspect pédagogique, ce n'est pas l' « Etat de Grâce » ou l' « Etat de Densité » qui sont importants. Mais c'est bien le mouvement, le passage d'un état à l'autre qui nous enseigne. Car c'est dans ce cheminement que réside la possibilité de prendre conscience de nos routines néfastes, de nos tendances lourdes, et ainsi d'accéder à leurs compréhensions et à leurs corrections conscientes. Au fur et à mesure que nous sommes capables de reconnaître cet état de grâce qui monte, nous sommes capables de comprendre que plus cet état va monter, plus il va créer un fossé de densité en parallèle.

Exemple: plus je vis des moments d'exaltation intellectuelle ou d'excitation amoureuse, avec mon esprit tendu vers un être cher ou des sujets spirituels d'altitude élevée, plus est possible que se profile un retour du corps qui veut me ramener dans la matière en me proposant de se cogner le pied dans une table par exemple. Chaque excès contient en germe son contraire dans le temps.

Par la force de mon libre arbitre, je peux en limiter l'amplitude et corriger mon attitude mentale et physique du moment. Dans notre exemple, il s'agit d'offrir à l'intellect une pause ou mettre un peu de distance dans les projections émotionnelles que je pose sur l'être « aimé », souvent plus sous la force du manque que de l'Amour agapes.

L'état de reconnaissance est important. Il est un accueil bienveillant et non le commandant du martinet prêt à flageller ma chair pour exorciser « le mal ». La reconnaissance est libre, ouverte, compréhensive, comme une mère aimante qui donne suffisamment de sécurité à son enfant pour apprécier le phénomène présent sous ses yeux. Cette confiance est la clef pour sentir le trajet du phénomène qui se déplace dans le corps ou dans les chemins de l'esprit.

Au fil du temps, des accueils successifs et de la reconnaissance qui progresse, les perturbations engendreront alors un plus petit mouvement oscillatoire. Juste une simple onde à la surface du lac au lieu d'une déferlante énorme aux conséquences gênantes. (cf. l'illustration suivante)

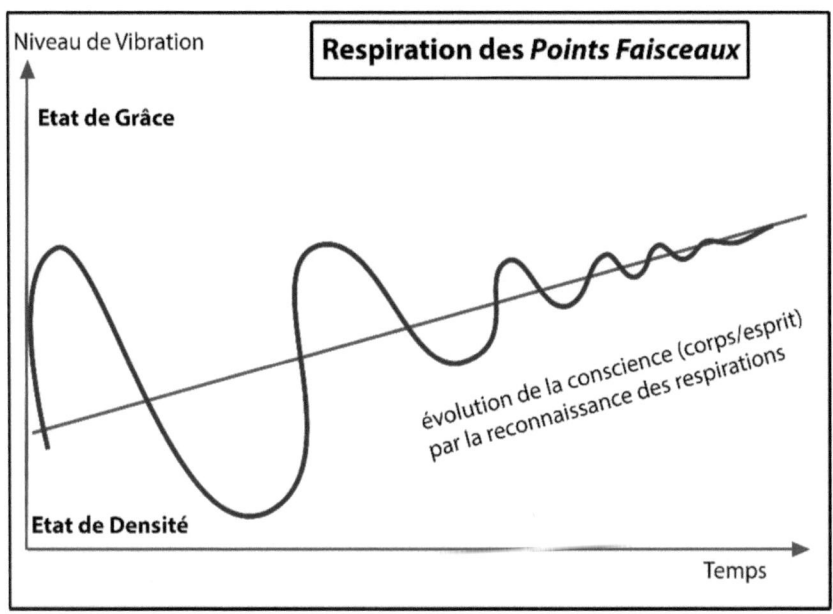

Niveau de Vibration

Respiration des *Points Faisceaux*

Etat de Grâce

évolution de la conscience (corps/esprit) par la reconnaissance des respirations

Etat de Densité

Temps

Ainsi, la conscience du mouvement respiratoire des *Points Faisceaux* peut lentement corriger, pacifier et limiter les écarts entre « état de grâce » et « état de densité ».

Mais comme la vie est un défi continuel, à chaque fois, l'atténuation d'un système de *Points Faisceaux* par la conscience (corps-esprit) permet l'apparition d'un nouveau système de *Points Faisceaux* qui nous était encore inconscient. Une nouvelle pelure d'oignon, une nouvelle écorce. Tel semble être le but du jeu pour qui aimerait élever sa conscience et sortir de la dualité, mettre son Soi à nu et enfin être pleinement. Long chemin qui demande volonté, amour et intelligence…ou beaucoup de chance, car nous sommes tous liés à des destins différents.

Par où commencer la pratique de reconnaissance ?

Quand nous respirons de l'air, 99% du temps nous n'y prêtons aucune attention. Pourtant le mouvement continue tout seul, il n'a pas besoin de nous pour se faire. La tradition chinoise nous dit qu'au départ de notre vie nous sommes programmés pour un certain nombre de respirations avant de mourir. Aussi une attention particulière est-elle à porter au souffle si nous voulons profiter d'une longue vie.

Donnons-nous alors une possibilité de vivre ! Si ce n'est plus longtemps, essayons au moins plus consciemment (corps/esprit). Pour cela, il est une préconisation qui est commune à plusieurs traditions et qui propose de fixer sa concentration sur le souffle.

Simplement prendre conscience de l'air qui entre par les narines et de l'air qui sort.

Est-ce que le débit dans chaque narine est le même ? Commencent-elles à accepter l'air en même temps à gauche et à droite? Quelle est la sensation que je ressens sur le bord des narines ? A l'intérieur du nez ? Chaud, froid, picotements ?

Si nous nous exerçons à ressentir de plus en plus ces petites choses, progressivement nous pourrons aller visiter des sensations plus subtiles, des chaînes de *Points Faisceaux* plus profondes. Pour ce faire, il nous faut ralentir, dédier des instants variés dans la journée pour se consacrer à l'attention. Prendre conscience du trajet de l'air en nous est un moyen de travailler notre interface au monde, d'aiguiser notre capteur d'événements intérieurs et extérieurs. Ainsi, le corps et l'esprit révèlent doucement leur jeu d'assemblage à la conscience.

Dans la répétition de cet exercice nous allons parfois ressentir des zones du corps et de l'esprit passées en « état de grâce », et ressentir un état libéré, de légèreté, de toucher un petit instant d'absolu. Il faut alors être très vigilant à ne pas rester béatement bloqué dans cet état d'absolu car plus cet état dure, plus le mouvement de retour à la matière, à la densité sera important.

Aussi les sages d'Orient préconisent-ils de rester équanime face aux sensations perçues et de simplement les laisser passer, reconnaître que, comme tous les phénomènes, elles apparaissent et disparaissent, naissent et meurent. Ils préconisent aussi de ne pas juger cet état de grâce comme bon ou mauvais, de ne pas y attacher une sensation de plaisir ou de déplaisir, d'attachement ou d'aversion, mais simplement de contempler le phénomène.

C'est un idéal très intéressant qui demande une très grande sincérité pour ne pas tomber dans le piège de l'ego. Celui-ci va nous faire miroiter que nous y sommes parvenus. L'ego va alors nous réjouir, nous bercer de cette illusion de victoire et nous galvaniser, jusqu'à ce qu'un événement extérieur plus ou moins brutal vienne nous faire retomber sur terre, dans l' « état de densité » et nous remette en mouvement, en quête d'un nouvel équilibre.

Ce n'est pas grave, c'est comme l'enfant qui chute et se relève. C'est dans cette oscillation que nous pouvons alors être capables de repérer le mouvement du *Points Faisceaux* qui nous gêne ou nous leurre. Nous pouvons alors y placer la conscience (corps/esprit). De quelle partie de mon corps est née cette pensée ? Quel chemin parcourt-elle dans mon corps ?

A force de voir passer les phénomènes d'oscillations, d'en percevoir les différentes respirations, nous avons la possibilité de laisser la conscience (corps/esprit) se placer au voisinage du *Points Faisceaux* qui est à l'origine de cette chaîne et ainsi de l'observer progressivement pacifier les amplitudes de sa respiration (grâce/densité).

Au fil du temps et de la pratique se place simplement l'observation des variations d'états que font les chaînes de *Points Faisceaux*. Ces balanciers de grâce/densité sont eux aussi des *Points Faisceaux*, et comme n'importe quel autre phénomène, les *Points Faisceaux* apparaissent et disparaissent.

Le voyage, un exemple de respiration

Dans son ouvrage « La nuit de feu », Éric-Emmanuel Schmitt raconte son extase mystique. Cette expérience vient bouleverser sa vie et changer sa perception des choses, notamment du voyage.

«Ma conception du voyage avait changé : la destination importe moins que l'abandon. Partir, ce n'est pas chercher, c'est tout quitter, proches, voisins, habitudes, désirs, opinions, soi-même. Partir n'a d'autre but que de se livrer à l'inconnu, à l'imprévu, à l'infinité des possibles, voire même à l'impossible. Partir consiste à perdre ses repères, la maîtrise, l'illusion de savoir et à creuser en soi une disposition hospitalière qui permet à l'exceptionnel de surgir. Le véritable voyageur reste sans bagages et sans but. »

Nous avons là une vision d'une condition assez absolue du voyage et du voyageur. Mais chacun à son échelle et à son rythme a déjà pu ressentir cette sensation particulière de quitter le manteau que tissent nos habitudes.

Nous sommes tous partis quelque temps en vacances, dans un cadre idyllique où nous avons pu ressentir le dépaysement, où nous avons eu la nécessité de changer notre regard sur les choses pour s'adapter aux exigences du lieu (climat, alimentation, langue...). Ce mouvement nous met en tension dynamique, il nous propose des transformations. Ce mouvement propose à certains de nos *Points Faisceaux* qui sont en veille, délaissés par la conscience, d'osciller à nouveau, de respirer afin que nous puissions créer de nouvelles ressources pour nous adapter au contexte.

Nous gravons dans notre conscience des chaînes de *Points Faisceaux* qui sommeillaient en pointillé dans notre existence.

Quand il est alors le temps du retour à la maison, quand nous revenons dans notre univers quotidien, la respiration des *Points Faisceaux* récemment activés est toute vibrante. Elle prédomine dans notre système de pensée. Parfois ces nouvelles vibrations viennent alors se mettre en travers de nos anciennes habitudes, des vieux sillons de *Points Faisceaux* que nous avions gravés au fil des habitudes.

Et là, c'est bingo ! Nous avons la possibilité de percevoir la respiration de ces *Points Faisceaux* habituels.

Peu importe si cela est bon ou non, juste ou faux au regard de l'ego. L'important étant d'utiliser les trois premiers jours du retour pour traverser nos habitudes d'un éclair de conscience, de cibler les nouvelles et les anciennes chaînes de *Points Faisceaux* et de voir ce qu'il est possible de modifier pour vivre plus en harmonie dans notre ancien univers. Nous avons fait un pas de plus dans la conscience.

3. Conclusion de cette première approche théorique des « *Points Faisceaux* ».

Pour conclure cette première approche des *Points Faisceaux*, nous avons vu que dès l'instant où il y a une vibration, il y a un mouvement, il y a un rythme et donc une respiration.

Comme nous, les *Points Faisceaux* respirent pour vivre et c'est dans ce même mouvement qu'ils trouvent un appui à leur transformation.

Ramener à l'humain, nous pouvons considérer que nous sommes des êtres parfaits et entiers mais encore limités par des croûtes, des écorces, des masques qui cachent notre lumière et nous plongent dans la densité. Ainsi nous aspirons à mettre notre lumière au jour, à la révéler, grâce à l'augmentation de notre conscience (corps-esprit).

Pour ce faire, nous explorons la grâce des désirs satisfaits et nous vivons les fossés (densité) de l'insatisfaction et de l'attachement pour apprendre à pacifier de nos schémas oscillatoires. Ils sont faits de *Points Faisceaux* qui ne demandent qu'à être reconnus.

Cette reconnaissance est le feu de la conscience (corps/esprit) qui augmente la vibration des *Points Faisceaux* denses et leur permet de se transformer. Non par la seule opération du Saint-Esprit (et encore ce n'est pas sûr) mais surtout grâce à l'entraînement de nos ressentis (corps/esprit).

Ainsi nous identifions les oscillations de grâce et de densité, afin de lentement diminuer les oscillations et d'accepter la lumière simple et puissante de notre Être qui élève la conscience (corps/esprit). Par ce mouvement, la lumière intérieure de la conscience (corps/esprit) pourra mieux reconnaître et dissoudre de plus en plus de *Points*

Faisceaux. C'est un cercle vertueux de progrès où subsiste toujours le piège de l'Ego. Mais, pour cela, je vous laisse vous référer aux maîtres en méditation et développement Spirituel et vous invite à passer progressivement de la théorie à la pratique. Comment appliquer progressivement tout cela dans les soins.

Memo 1er Chapitre

- **Autour de nous et en nous, TOUT n'est que niveau d'énergie plus ou moins densifiée et condensée en des points appelés *Points Faisceaux*.**

- **TOUT a une fréquence de vibration qui rend la perception des *Points Faisceaux* plus ou moins dense et donc plus ou moins perceptible.**

- **Comme TOUT est vibration, TOUT est soumis à un mouvement de « respiration », une alternance d'état (grâce/densité) qui permet la transformation.**

- **TOUT naît et meurt, se transforme, s'élève et s'effondre, apparaît et disparaît, TOUT est impermanent et mutant.**

Chapitre 2

Notions préalables

*« La connaissance s'acquiert par l'expérience,
tout le reste n'est que de l'information. »*

Albert Einstein

Les notions que nous allons aborder dans ce chapitre sont des notions fondamentales pour la pratique des soins énergétiques. Elles sont généralement assez connues. L'intérêt de ce chapitre est alors de les présenter sous l'angle des *Points Faisceaux* afin de continuer à descendre la théorie vers encore plus de pratique avant de considérer les 7 étapes de la libération énergétique qui seront proposées au chapitre suivant.

1. Les énergies du corps : réseaux et organisation

Pour approcher la perception énergétique, il est indispensable d'avoir quelques représentations fondamentales. Voici donc quelques éléments de départ.

Aura et corps énergétiques

A l'intérieur du corps circule toute une panoplie de matières et d'énergies (sang, lymphe, fluides en tout genre, mouvement des muscles, influx nerveux...etc.). Tous ces mouvements génèrent des courants électriques, des champs magnétiques et cela crée des couleurs, des sons, des émanations sur des niveaux vibratoires qui sont plus ou moins perceptibles par les sens communs.

C'est sur ce principe de flux que se crée le champ énergétique humain global, appelé communément « aura ». L'aura est considérée comme une enveloppe magnétique ovoïdale qui entoure le corps physique. Cette émanation énergétique fait apparaître plusieurs couches appelées corps énergétiques (cf. illustration suivante). Ces derniers s'interpénètrent et s'enveloppent mutuellement, il n'y a pas de séparation nette entre les corps énergétiques mais des espaces de transition. Plus les corps énergétiques sont éloignés du corps physique, plus ils comportent des informations subtiles, des informations sur notre chemin de vie, nos limitations et ce qui nous relie au TOUT qui nous entoure.

Si nous nous exerçons, il est possible de percevoir progressivement ces champs d'énergie tels que les anciens maîtres représentaient par exemple la lumière de la sainteté dans leurs tableaux sous forme de halos. Si vous êtes intéressé pour approfondir l'idée et développer votre vision, je vous suggère de vous référer au livres Yann LIPNICK et de T Lobsang RAMPA « Les secrets de l'aura ». Ce dernier ouvrage, malgré une forte controverse de la part des Tibétologues concernant le livre et l'authenticité de son auteur, propose des exercices intéressants à expérimenter. Gardez cela comme de simples jeux sans trop chercher l'extraordinaire.

Considérons cet objet énergétique qu'est l'aura. Elle peut être comparée à un maillage de *Points Faisceaux*. Comme un tissu fait de mailles, un réseau de *Points Faisceaux* qui enrobe le corps physique. Cette toile de *Points Faisceaux* est évidemment mouvante car les corps énergétiques sont fluides, dynamiques et en mouvement perpétuel. Ils présentent des formes et des couleurs qui varient dans des intervalles de temps plus ou moins longs.

L'étendue, la qualité, les couleurs de cette matrice énergétique dépendent de différents facteurs (non exhaustifs) :

- ✓ Niveau d'évolution spirituel (résolution plus ou moins importante de nos troubles duels, ou *Points Faisceaux* limitants)
- ✓ Mort imminente,
- ✓ Énergie des lieux dans lesquels nous nous trouvons et qui nous impactent
- ✓ Contexte émotionnel dans lequel on se trouve ou que l'on génère à un instant donné (intention, colère, peur…).
- ✓ Blessures physiques et émotionnelles (anciennes ou récentes, conscientes ou inconscientes),

✓ Maladies du corps ou de l'esprit.

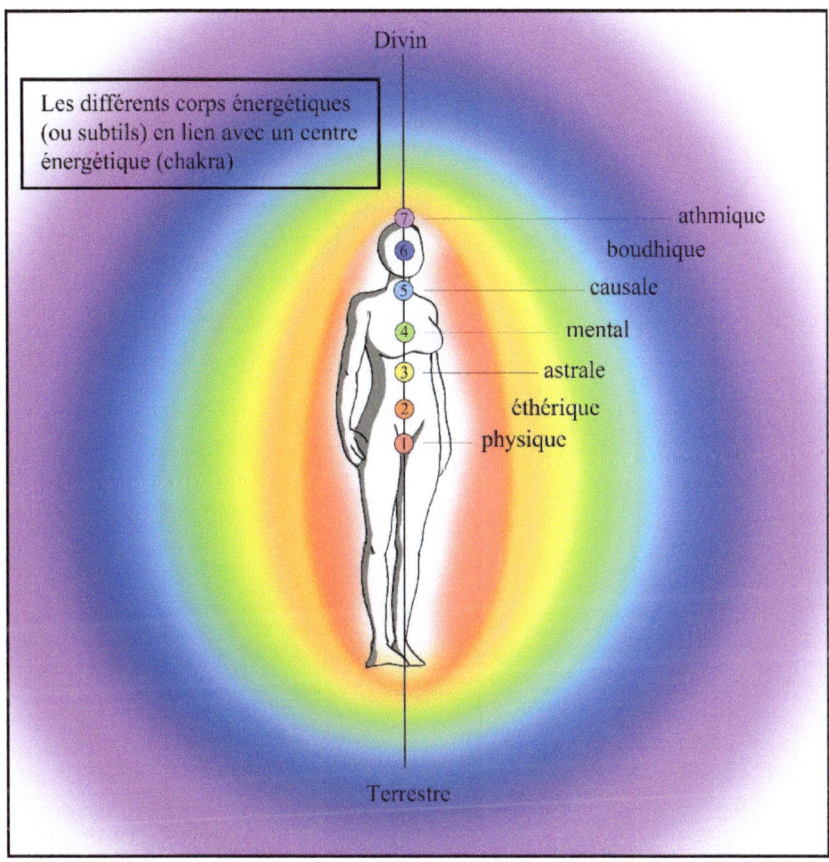

De même, il est tout à fait possible que dans des moments de grande détente, après une séance de méditation, de Yoga, de Qi gong ou un bain de forêt, les corps énergétiques soient plus larges et plus rayonnants que d'habitude. Et, après un peu de temps, ils sont happés à nouveau par les schémas routiniers, et le manteau de l'habitude vient reprendre son emprise. Il replace sa forme énergétique autour de nous conformément aux sillons que notre mental recrée et renforce à l'insu de notre conscience (corps/esprit).

De la même façon, lorsque nous choisissons d'élever notre conscience par la méditation ou autres prières, des changements de forme et de couleurs pourront également être perceptibles.

Chakras

Terry Alan Johnson, à la suite de la tradition taoïste, transmet l'idée que les corps d'énergies externes ne sont que le rayonnement produit par les fonctions internes du corps (ou organes chez les chinois). De cette façon apparaissent les liens entre énergie intérieure et énergie extérieure qui est l'aura. Ce lien se fait majoritairement par l'intermédiaire des chakras (sortent de *Points Faisceaux* centraux).

Il existe des chakras mineurs et des chakras majeurs. Pour Terry Alan Johnson, ces chakras majeurs « sont des vortex énergétiques suivant un mouvement en spirale (horizontal) à partir de l'axe du Tai Ji (vertical) situé au centre du corps, et se prolongeant dans le champ du Wei Qi (aura) ».

Les chakras sont ainsi comme les portes principales d'entrée et de sortie de l'énergie. De puissantes zones d'échanges entre l'intérieur et l'extérieur du corps. Ils sont en lien direct avec les corps d'énergie. C'est pourquoi ils portent également en eux le reflet de l'état du corps énergétique qui leur est associé. Cet « état énergétique » pris au niveau du chakra donne une idée des conditions de circulation de l'énergie qui le traverse.

C'est un peu à l'image du mitigeur d'un robinet qui est plus ou moins encrassé par le tartre et laisse circuler l'eau de manière plus ou moins fluide. Ici le tartre correspond à différentes gênes, à des blocages variés comme par exemple des chocs émotionnels, des modes de vie sans hygiène spirituel, des formes de pensée limitantes...etc

Concernant la répartition des chakras sur le corps, les grandes traditions ne sont pas toutes en accord parfait. Chacune utilise des référentiels différents, comme nous l'avons déjà vu pour les éléments et les processus de transformation des *Points Faisceaux*. Ainsi, chez les Tibétains, il y a 5 chakras principaux le long de l'axe central, alors que, chez les Indiens et les Chinois, c'est 7 ou 9 chakras. En géobiologie, certains vont jusqu'à 12 chakras et plus[5]. Pour les Kabbalistes, on voit des projections de l'arbre des sefirots sur le corps. Les 12 points correspondent également à des centres d'énergie, des chakras. Les liens entre eux matérialisent, entre autres, la circulation du fluide de vie.

Ce qui est important pour nous dans ce livre, c'est de reconnaître qu'il existe plusieurs approches d'un même phénomène. Ensuite, il vous appartient de vous attacher à développer vos propres sens et représentations en suivant des stages ou initiations compétentes et en écoutant ce qui vous guide intérieurement. Car chaque représentation culturelle propose une lecture liée à une tradition.

Au vu de toutes ces représentations culturelles, ce qui semble primordial dans les différents schémas de chakras proposés n'est pas tant le nombre (comme précédemment pour les éléments). Mais c'est l'observation et la reconnaissance intérieure et extérieure des flux qui sont en mouvement. Percevoir et ressentir ce qui bouge ou ce qui est figé dans les centres d'énergie (chez soi et chez l'autre).

Cela est un travail personnel, une voie du quotidien. C'est à chacun de se donner les moyens suffisants pour accueillir et reconnaître les

---

[5] Cf. Yann Lipnick

flux de manière directe. De se défaire au mieux des illusions créées par le mental[6].

Car s'intéresser aux chakras de manière intellectuelle est une chose. Mais ce qui va permettre de saisir la réalité concrète des chakras est l'apprentissage sensible, les exercices et les situations de tous les jours. Pour ce faire, je vous encourage à développer cela d'abord à plusieurs en s'amusant, en faisant des stages afin de partager et ajuster vos perceptions.

Quand on plonge dans les ressentis énergétiques, on s'aperçoit qu'ici-bas, personne n'échappe à l'encrassement de ses chakras. Car la circulation fluide de l'énergie au travers des chakras est un processus qui n'est jamais complètement acquis mais demande à être entretenu régulièrement.

Un jour, un moine tibétain que j'ai rencontré m'a dit que dans la vie, les professeurs ont des pathologies de professeurs, les commerçants des pathologies de commerçants et les moines des pathologies de moines. Chacun a ses mitigeurs encrassés à sa façon, mais heureusement il y a des méthodes pour nettoyer les différents tartres.

---

[6] Se rapporter au chapitre sur le « lâcher-prise »

Les centres d'énergie selon différents courants

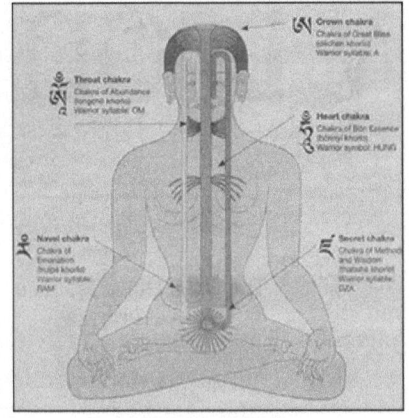

Les 5 chakras (Tibet)

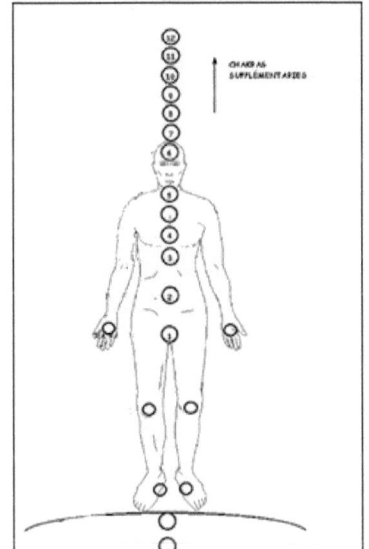

Les 12 chakras de l'axe, les 6 lattéraux et les 2 de la Terre (géobiologie)

Les 7 chakras (Inde)

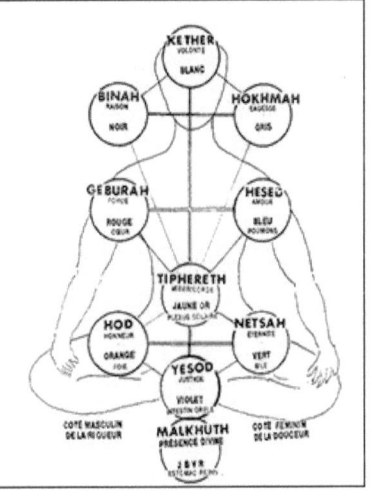

L'arbre des séphirotes et les centre d'énergie projetés sur le corps

Nos sociétés sont pleines d'offres pour que chacun trouve ses propres moyens de purification (Qi Gong, Ayurvéda, prière, acupuncture, méditation, hypnose, massages et thérapies diverses). Dans ce champ-là, soyez toutefois attentifs aux personnes qui vont vouloir vous « ouvrir les Chakras » par le pouvoir de leur intention énergétique. Un chakra n'est pas fermé ou entartré par hasard. C'est généralement par petites touches qu'on peut encourager l'ouverture. De cette façon, elle pourra être accueillie par la conscience (corps-esprit) du patient.

Ainsi, la plus grande prudence lors d'un soin permettra d'éviter des phénomènes de décompensation trop forts et donnera une possibilité d'intégrer les changements de façon plus durable et sans danger. Tout le monde n'est pas prêt à percevoir certaines réalités sans une base solide ni un accompagnement ultérieur, même si dans le monde quantique tout semble possible et que des transformations subites peuvent changer une personne. C'est le cas des nombreuses NDE (Near Death Experience) ou d'accidents variés qui ouvrent des portes de perceptions.

Mais, pour le soin, il s'agit d'être vigilant à ce que l'on propose comme niveau énergétique. J'aimerais vous faire part ainsi d'une expérience que j'ai pu avoir lors d'un soin improvisé pour une amie. Elle souffrait de migraine et je lui ai alors proposé de s'allonger sur un des canapés qui étaient dans la salle à manger de l'hôtel. Il n'y avait personne et c'était déjà la nuit. La séance se passa assez vite sur le plan énergétique car la situation exiguë limitait les mouvements. Le corps de mon amie était très réceptif et régulait avec des mouvements puissants et amples. Les pauses d'intégration étaient longues et portaient vers des plans subtils. Je n'ai pas restreint les choses en laissant la pleine ouverture. Quelques minutes après la séance, elle se sentait mieux dans son corps, la tête l'enserrait moins mais elle commençait à voir les « ombres ». Effectivement, l'atmosphère de l'hôtel était très chargée d'entités (fantômes), mais cette perception était nouvelle pour elle et le travail énergétique qui avait libéré la migraine avait aussi ouvert son troisième œil. Durant tout la soirée, elle fut apeurée malgré mes tentatives de la rassurer et de lui expliquer ce dont il s'agissait. Elle finit par insister pour que son compagnon parte avec elle pour aller se coucher. L'ambiance était intenable pour elle.

Le chakra du troisième œil est puissant mais demande beaucoup d'attention lors de son ouverture. Dans l'exemple précédent, il ne s'est agi que d'un mouvement de peur dissipé le lendemain par une personne bien structurée psychiquement, mais cela peut aussi bien créer des dissociations plus profondes....alors prudence dans le travail énergétique quand vous sentez des personnes en fragilité psychique.

Corps physique et corps énergétiques fonctionnent de concert

A l'intérieur des différents corps énergétiques, tout comme dans le corps physique, il est possible de percevoir les échanges et les sens de circulation de l'énergie, les trous, les empreintes laissées par des chocs (émotionnels ou physiques). De même, il est possible de ressentir les polarités, d'identifier les types de fluides qui sont en action, s'ils sont en excès ou en défaut (électriques, magnétiques, subtils, lumineux, lymphe, sang...). Toutes ces informations et bien d'autres découleront des exercices de base et de l'imagination que vous aurez pour relier vos perceptions à vos connaissances (médicales, anatomiques, biochimiques….), ou à votre tradition[7].

Pour ramener ces différentes perceptions sous l'angle des *Points Faisceaux*, un peu d'entraînement permettra aisément de visualiser et différencier les choses. Quelles est la chaîne de *Points Faisceaux* qui, partant des couches énergétiques est en résonance avec le corps physique et vice versa.

C'est avec ce lien qu'on observe des chaînes de *Points Faisceaux* contractées dans les plans subtils, qui viennent contraindre le corps physique, lui infliger des tensions et des déséquilibres. Et, bien sûr, la réciproque sera valable également, car des actions sur le corps (choc, trauma, soins corporels, exercices…) vont venir s'inscrire dans les couches énergétiques pour en contraindre ou en libérer des nœuds sur des plans plus subtils (émotionnel, spirituel..).

---

[7] Se référer à PHAKYAB Rimpoché, STILL-RIVER Sofia, «La méditation m'a sauvé» et aux ouvrages de Yann LIPNICK.

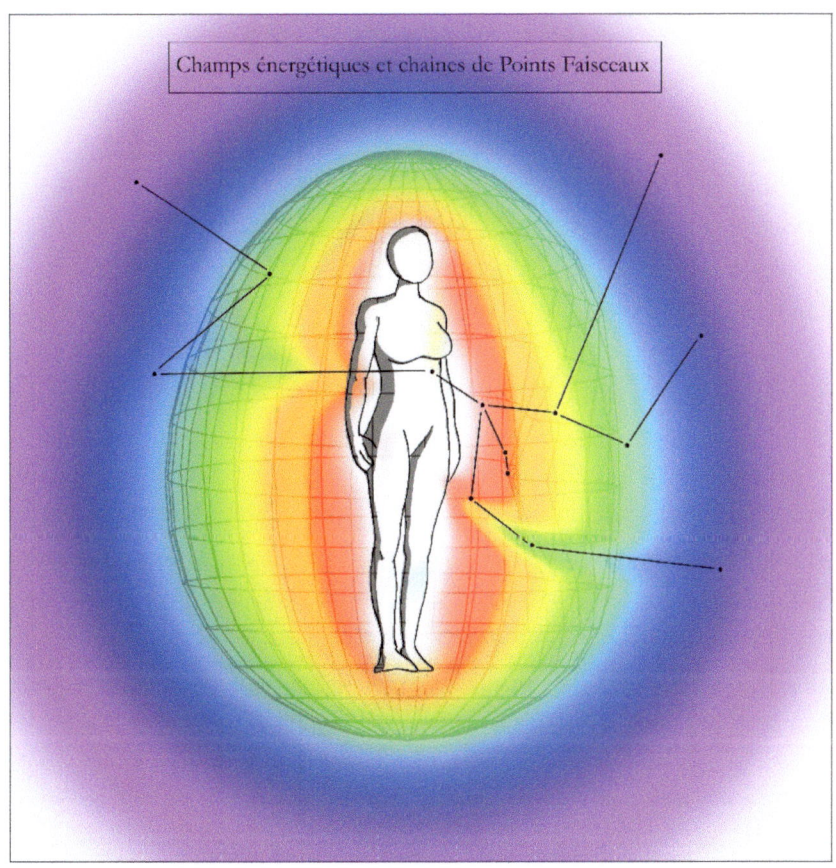

Champs énergétiques et chaînes de Points Faisceaux

Des volumes, des lignes et des points spécifiques

Les grandes traditions et des chercheurs plus actuels[8] ont fait de multiples cartographies des phénomènes énergétiques et de leurs trajets. Il y a ainsi des points particuliers qui jalonnent notre corps physique et indiquent des états (vide, plein, creux, mou, excès…) reliés au réseau d'énergies subtiles. Ces points peuvent servir dans les traitements comme porte d'entrée pour favoriser la transformation et l'amélioration de la circulation de l'énergie dans le réseau.

Pour la plupart, ces cartes émanent à l'origine des ressentis transmis par les grands méditants durant des générations et par le biais d'observations cliniques relevant d'une longue expérience. Tous ces trajets énergétiques constituent des chaînes de *Points Faisceaux* qui, partant du corps, rayonnent dans les différents corps énergétiques. Ils forment ainsi un réseau, un véritable maillage de *Points Faisceaux*.

Cette multitude de points et de canaux permet différentes connexions qui peuvent paraître inattendues. Ainsi, en réflexologie plantaire par exemple, on peut connecter des points liés à des organes distants simplement par une zone de la plante des pieds. Cela simplement parce que notre corps est parcouru d'une myriade de flux d'énergies, certains plus importants que les autres, tissant des réseaux ou des maillages inter-reliés.

Terry Alan Johnson présente l'axe central du corps (Tai Ji des Chinois) dans son ouvrage sur le Qi Gong médical. C'est l'axe sur lequel se concentre un flux d'énergie significatif. Ce courant

---

[8] cf. Terry Alan JOHNSON, Gérard EDDE, Claude ROUMI (Chapmann) CLERGEAUD Lionel (knap)

fondamental traverse tous les chakras majeurs (référentiel taoïste). En l'observant, il semble constitué de l'addition de différents courants d'énergies qui relient les pôles (haut/bas, gauche/droite, ciel/terre) en créant une enveloppe énergétique en forme de torus. Le même torus que celui du champ magnétique terrestre.

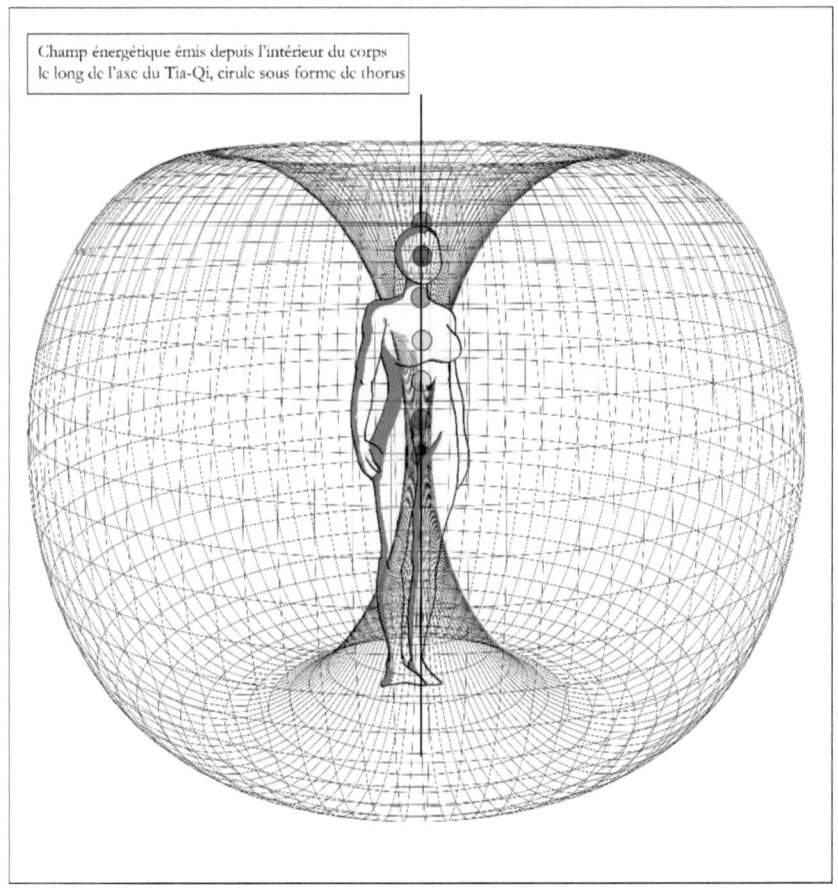

La tradition indienne émet l'idée que l'énergie qui vient de la Terre circule dans nos 3 chakras inférieurs et affecte ainsi notre corps physique. Cette force ancre notre esprit dans la réalité matérielle. En revanche, celle qui descend du cosmos au travers des 3 chakras supérieurs affecte notre pensée, nos sentiments et notre perception spirituelle.

Au milieu de ce système, il reste le 4ème chakra qui est celui du cœur. C'est celui de l'organisation, de la synthèse, de la présence. Il harmonise les contraires 3 chakras au-dessous/3 chakras au-dessus (harmonie entre la terre/le ciel, le haut/le bas....etc.).

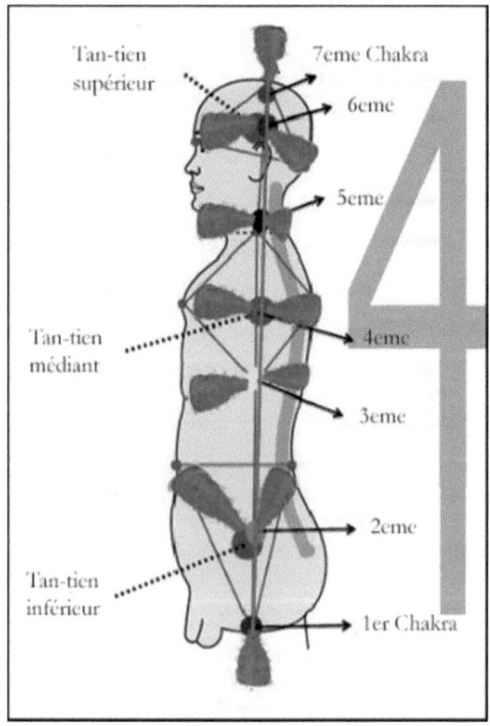

Chez les Taoïstes, cette idée va se retrouver dans l'idée des 3 tantien (sphères d'énergies). Une zone en bas de l'abdomen, une au milieu et une centrée sur l'hypophyse. Le 4ème chakra organise alors le tan-tien médian, qui comprend le 3ème et du 5ème chakra. Cette sphère génère le « feu Empereur », l'étincelle de vie. Le chiffre 4 est aussi celui de notre condition humaine incarnée entre ciel et terre, au carrefour entre l'animal (3) et l'être spirituel (5).C'est ce que nous verrons avec la théorie des chiffres au chapitre 2.4 traitant de l'ancreliage.

Si vous souhaitez approfondir ces questions, il existe beaucoup d'ouvrages très complets qui proposent d'étudier en détail la circulation énergétique, magnétique, lumineuse et électrique du corps.

Au chapitre suivant, nous verrons concrètement comment placer le curseur de l'attention pour détecter les courants, points et flux d'énergie. Mais, avant cela, restons conscients que toutes les représentations énergétiques sont des standardisations et qu'en pratique, il va falloir s'adapter. Chaque situation ou morphologie participe à la merveilleuse variété des Hommes. Les notions de cartographie devront s'associer à l'observation et à l'intuition pour trouver le chemin le plus adapté afin d'accompagner le patient vers son autorégulation.

2. Qu'est-ce que l'autorégulation ou l'homéostasie ?

La nature est une merveilleuse et insatiable organisatrice. Les lois du vivant sont telles que toute action va impliquer une réponse et que toute modification d'un équilibre implique une nouvelle réorganisation. Cela dans l'unique but de tendre vers un état d'équilibre global. La science nomme ce phénomène « homéostasie ». Il semble valable quelle que soit l'échelle de perception des phénomènes ou des *Points Faisceaux* considérés.

D'autre part, la physique quantique montre que le simple fait d'observer une expérience influe sur elle. Donc, quoi que nous fassions, des modifications sont en cours et donc des réorganisations. Nous sommes des créateurs/destructeurs permanents qui modifient et transforment l'espace qui nous entoure. Les mouvements, les pensées…etc, tout notre être y participe avec l'entièreté de ses *Points Faisceaux* et de ceux qui l'entourent. N'est-ce pas une puissance merveilleuse qui siège dans notre conscience (corps-esprit) ?

Il est possible de placer le phénomène d'homéostasie ou processus d'autorégulation à l'échelle de la Terre. Depuis si longtemps, elle tolère nos frasques environnementales en s'adaptant à toutes les blessures que nos sociétés humaines lui causent. Et parfois elle réagit avec des événements adaptatifs violents (tremblement de terre, tempête...). Elle tente de se réguler au mieux suite aux événements et blessures qui lui sont infligés par notre ignorance et nos prélèvements inconsidérés. Elle s'adapte comme elle peut et supporte notre inconséquence, comme une mère ses enfants, sa majesté Bleue, l'entité énergétique Gaïa, la Mère pour d'autres traditions.

L'autorégulation, c'est aussi l'image de l'arbre qui pousse en enveloppant la barrière que quelqu'un lui a cloué sur le flanc. Le funambule qui rétablit sans cesse son équilibre pour avancer. La vie bouillonne, elle détruit et crée, elle invente en permanence des stratégies d'adaptation pour que se maintienne un équilibre. L'ordre et le chaos s'organisent dans un compromis perpétuel. Nous sommes sur une planète où s'expérimente la dualité, la tension entre des pôles qui crée un mouvement, une dynamique de vie.

On peut se demander d'où viennent toutes ces informations adaptatives que nous montre la nature ? Et bien, je n'en sais rien. Peu importe la métaphysique, puisque l'expérience concrète nous fait bien sentir que depuis l'origine du monde, les lois des vivants agissent et organisent un équilibre. Que les systèmes tendent à chaque fois vers une autorégulation.

Donc la seule question importante pour le thérapeute est de savoir comment reconnaître ces lois et comment se laisser guider par elles. Car, en thérapie comme dans la vie, il est nécessaire de s'ajuster sans cesse à ce qui se présente énergétiquement.

Vous me direz alors : pourquoi faire une intervention thérapeutique si les choses s'autorégulent ? Et bien simplement pour proposer un espace propice à l'autorégulation. Un espace « sacré » dans lequel le patient se dépose et laisse agir en lui sa force d'autorégulation. Puis le thérapeute, avec ses outils, vient dynamiser ce mouvement en l'accompagnant. C'est ce que nous verrons au travers des étapes suivantes. Pour l'instant, considérons ce qui nous permet au mieux d'accompagner les transformations, le don.

3. Le don :
le reconnaître, le travailler

Comme pour tout apprentissage, nous partons avec une facilité innée plus ou moins affirmée. Un don plutôt orienté vers les perceptions énergétiques, vers les sons, la médiumnité, les langues, le ressenti des douleurs de l'autre ou autres canaux de connexion à des sphères énergétiques variées[9].

Mais ce qui va transformer ce don de base en outil efficace, c'est la capacité à l'accepter, le reconnaître, l'écouter et le travailler. Pour cela, il est nécessaire de se projeter dans la transformation intérieure qu'il nous demande et de lui permettre de descendre dans le réel au travers des actes, des soins ou des mots. En un mot, de l'accueillir.

Cette incarnation du don prend du temps. Elle demande de l'investissement, avec un désir d'évolution et de progrès sincère. L'apprentissage sera le plus possible cadencé et équilibré. Variant entre une certaine intensité d'initiation et de relâchement nécessaire à l'intégration de ce qui vient d'être appris. Chaque apprenant ayant des seuils et des possibilités variées.

La guidance par des enseignants ou des maîtres peut alors être une chance pour organiser la croissance et le progrès. Car l'apprentissage en autodidacte a parfois ses limites et peut passer par des phases d'égarement, de turbulences et de difficultés (personnelles et même sociales). Souvent il est plus facile de s'appuyer sur la guidance et l'expérience acquise par d'autres. Mais tout le monde n'a pas la chance et la détermination de trouver un maître et de le suivre.

---

[9] Cf. Yann Lipinck « Connais-toi toi-même »

Aussi est-il nécessaire d'accepter une des lois de la vie qui est de considérer que chacun parcourt son chemin pour accéder à son don et à son être intérieur au rythme qui est le sien.

Dans cet ouvrage, vous trouverez ainsi quelques repères fondamentaux pour entrer en lien progressivement avec votre don.

Pour commencer, je vous propose de répondre pour vous-même à quelques questions:

- Quelle est/sont le(s) don(s) que j'ai identifiés chez moi?....oui, on en a souvent plusieurs. (Mon toucher soulage, mes paroles apaisent et rassurent, clair-ressenti, communication avec d'autres plans, clairvoyance, claire-audience, intuitions, ou simplement très terre à terre avec une forte capacité d'ancrer …)

- Quelle est celui que j'aimerais développer en priorité ?
- Dans quel but ?
- Qu'est-ce que je peux/veux faire chaque jour pour travailler mon don?

Au travers de ces questions se glisse imperceptiblement la notion de volonté et de temps que nous accordons à la transformation. Car, pour travailler le don, il faut du temps, ce n'est pas immédiat. Aussi, à l'inverse de nos habitudes sociétales nous faisant croire à l'immédiateté, l'apprentissage prend du temps pour élever notre niveau de conscience (sauf prédispositions très particulières et assez rares).

Le rythme de réapprentissage du don

Nos dons sont enfouis sous des couches limitantes (éducation, société...), c'est pourquoi nous ne les apprenons pas, mais simplement les laissons émerger à nouveau. Pour ce faire, il est nécessaire de rythmer son apprentissage. Trop d'un coup peut être plus préjudiciable qu'un peu chaque jour. De même que trop de rapidité ou de précipitation peut faire manquer l'ancrage de l'apprentissage, brûler les ailes ou dissocier fortement celui qui s'approche trop vite sans filet des phénomènes subtils, en cherchant à les transformer sans se laisser enseigner par eux.

Comment cela est-il possible ? Imaginez simplement que nous soyons capables de percevoir tous les échanges énergétiques sur tous les plans vibratoires pendant un instant. Notre conscience serait-elle capable d'accepter cette somme d'informations monumentale? Nos structures fondamentales basées sur un ego rassurant seraient-elles assez solides pour accepter de percevoir leur propre réalité, et donc leur propre vide, leur inexistence ? Certaines personnes ayant fait des NDE nous racontent leur voyage dans les niveaux subtils, mais ils racontent aussi leurs difficultés à réintégrer un présent « comme avant »[10].

Ainsi, pour éviter l'explosion de nos consciences, il est heureux que nous soyons dans un premier temps globalement limités dans nos perceptions. Autrement nous serions submergés d'informations difficiles à gérer. Mais la nature est bien faite, car pour accéder aux perceptions il y a un chemin qui nous guide. Il y a des étapes de vie à passer, un temps d'initiation à respecter. Et quand on lâche suffisamment prise, on peut s'apercevoir qu'un dessin semble se créer

---

[10] Cf. Vincent Hammin livre et conférence

pour mener notre vie vers le don. C'est aussi une sorte de renaissance de l'enfant intérieur.

Se fondre dans le courant de la vie est une tâche assez difficile pour nous autres homo-economicus. Il y a tout un ensemble de lois à respecter et beaucoup d'émotions à transformer pour s'adapter. L'entourage nous exhorte à cacher, dissimuler l'enfant intérieur pour le protéger et pour au final aller jusqu'à l'oublier.

Sur ces bases, nous sentons que le rythme d'apprentissage va dépendre de nos dispositions à recevoir et à accepter les épreuves qui nous sont proposées et à en extraire le sens afin d'être de plus en plus en mesure de se sentir justement placé : au moment juste, à l'endroit juste et dans le bon état d'esprit.

La vie et ses lois sont parfaites, ce sont notre compréhension et notre action qui souvent s'égarent. La vie nous place exactement là où nous devons être. Elle sait nos dons, elle sait ce que nous devons transformer en nous. C'est pourquoi elle nous re-proposera les expériences ou selon les points de vue, nous recréerons les conditions de ces expériences, jusqu'à ce que nous acceptions d'en pénétrer l'essence et que nous les transcendions (changer le plomb en or, ça vous rappelle quelque chose ?).

Si dans ce merveilleux mouvement de la vie, ou dans l'apprentissage du don, nous essayons de forcer les choses en voulant soigner, sans demander les permissions ou en projetant notre propre énergie sans être ancrelié, nous risquons d'être dans le piège de nos schémas égotiques. C'est ici la frontière subtile des mouvements énergétiques entre « magie » blanche et noir. Vers où sont placées nos intentions lors du soin.

Sur ce chemin, nous risquons également d'être déviés de nos valeurs fondamentales et de nous égarer sur des voies erronées pour ensuite ajuster notre pratique, la faire mûrir. Mais encore une fois, si tel est le chemin d'apprentissage de notre âme, réjouissons-nous malgré les difficultés... devenir conscient prend du temps !

Quand cette initiation se met sur une pente favorable, nous pouvons alors sentir notre don agissant et les forces qui l'entourent dans notre vie quotidienne se mettre en lien avec lui. C'est le signe que nous intégrons plus consciemment notre don et qu'il devient un outil de perception et de transformation du réel.

Ce mécanisme nous permet de lever progressivement le voile des illusions et simplement reconnaître les choses dans leur essence première de plus en plus facilement et rapidement. C'est alors qu'il est très important de développer l'éthique que l'on souhaite allier à l'utilisation du don. Car, à mesure que celui-ci se développe, les frontières deviennent de plus en plus fines entre les mondes et les risques d'erreur de plus en plus rapides et désagréables.

Dans le domaine énergétique et invisible, il est de mise d'avancer à la fois avec une grande prudence, une bonne structuration de ses bases (ancreliage), une sincérité d'enfant qui aime jouer et découvrir, et la vigilance d'un guerrier.

Trouver ses ressources

Comme pour tout travail, en énergétique il est indispensable de trouver ses propres ressources, ses refuges, ses zones de sécurité. Que ce soit dans la nature, la musique, la méditation, la prière, les soins pour soi...etc, c'est une obligation du thérapeute de savoir se régénérer. Trouver sa ressource et l'entretenir, c'est offrir à son corps, à sa conscience et à son âme une maison indestructible.

Grâce à la sécurité offerte par ce refuge, il est alors possible d'approcher aussi bien le visible que l'invisible sans trop se perdre ni subir les manifestations néfastes que peuvent générer certains plans. Dans l'idée de refuge ou de retour serein vers Soi, ne minimisons pas la puissance du raisonnement rationnel comme « garde-fou ».

En effet, lorsque les phénomènes contactés sont puissants, il est important de pouvoir revenir dans l'ici-maintenant sans laisser des parts de soi s'abîmer sur d'autres plans subtils. L'esprit cartésien et le rationnel sont alors d'un grand secours. Carl-Gustave Jung parlait du rationnel comme étant « l'outil juste dans les mains de l'homme de travers ». Cet outil étant très puissant, il n'est pas celui à utiliser sans cesse et en toute situation (lâcher-prise). Jung préconise une bonne connaissance de sa propre nature intuitive, un ancrage dans ses ressentis et ses intuitions, pour ensuite aller vers l'usage du rationalisme. Il s'agirait ici de refaire notre monde (intérieur et extérieur), de changer de paradigme. Mais qu'a-t-on d'autre à faire dans l'état où il se trouve ?

Commençons par les fondations et voyons ce que nous apporte l' « ancreliage ».

4. L'état d' « ancreliage »

L'ancreliage est une notion qui relie deux mouvements. S'ancrelier c'est prêter attention à une double connexion, l'une à la terre, l'autre au ciel. C'est s'ancrer aux énergies terrestres (minéral, végétal, animal) puis fermer la porte de la terre (périnée, anus). Ce mouvement permet de ne conserver que la trace énergétique des racines terrestres pour ne pas être immobilisé comme un arbre mais mobile comme un Homme. Et, dans le même temps, se relier au ciel, y plonger ses antennes, se connecter fermement aux plans subtils pour se sentir faisant partie de quelque chose de plus vaste que soi.

L'endroit du corps qui unit les deux forces est nommé « Hara » par les Indiens, « Qi Hai » chez les Chinois et, dans le langage courant en Occident, il est souvent nommé « le centre ».

Dans le quotidien et dans la pratique, le point de jonction entre les forces cosmiques et telluriques pourra être mobile sur l'axe vertical en fonction de multiples facteurs internes et externes, mais ramener le point de rencontre vers le Hara offre un refuge solide et ouvre une source puissante de transformation.

L'ancreliage en vue d'une séance de soin

Entrer dans une séance, c'est être prêt à reconnaître les énergies qui circulent et interagissent entre le patient, le praticien et tout ce qui les entoure.

C'est pourquoi il est nécessaire de se mettre dans une certaine disposition d'esprit. De préparer l'espace en soi et autour de soi.

Ancrelier sa conscience (corps-esprit) en se reliant consciemment le plus bas et le plus haut possible. Cette axe fort permet à la verticalité de se stabiliser et à l'horizontalité de s'étendre. Renforcer la consistance de cet axe permet plus de stabilité et d'accueil envers les énergies qui se présentent.

S'ancrelier, c'est aussi une prise de refuge en un absolu plus vaste et plus réalisé que soi. Certains utiliseront des images positives et des grands esprits modèles (Bouddha, Christ, Mohamed, Krishna, des anges, des forces de la nature...etc.), ou simplement des techniques psycho-corporelles avec visualisations. A chacun sa préférence et son modèle d'éveil de conscience pour appuyer son action dans les champs d'énergie.

Afin de travailler ce double mouvement d'ancrage terre-ciel qui ouvre le champ horizontal et donc le volume, cherchons à affiner le ressenti de la force et de la densité du hara. Une pratique guidée en groupe est tout à fait recommandée. Cela permet de s'appuyer sur l'inertie énergétique du groupe et les conseils de l'enseignant afin de développer ses ressentis.

Le travail du hara en séance

Le Hara est un *Point Faisceau* se trouvant deux épaisseurs de doigt sous le nombril et à l'intérieur de l'abdomen vers la colonne vertébrale. Il peut subir de légères variations selon les genres (homme, femme). Il n'y a pas de position géométriquement parfaite, il suffit simplement de pratiquer et de s'exercer à ressentir ce point, sa densité et sa puissance.

La localisation de ce point d'alliance des forces horizontales et verticales va dépendre d'une multitude de facteurs physiques et émotionnels qui appartiennent à chacun. Le travail d'ajustement des ressentis vers le Hara est un chemin en soi. Aussi est-il essentiel de travailler à trouver sa propre « bonne position refuge » par des exercices physico-énergétiques (ex: qi gong, arts martiaux, stage avec ressenti d'ancrage).

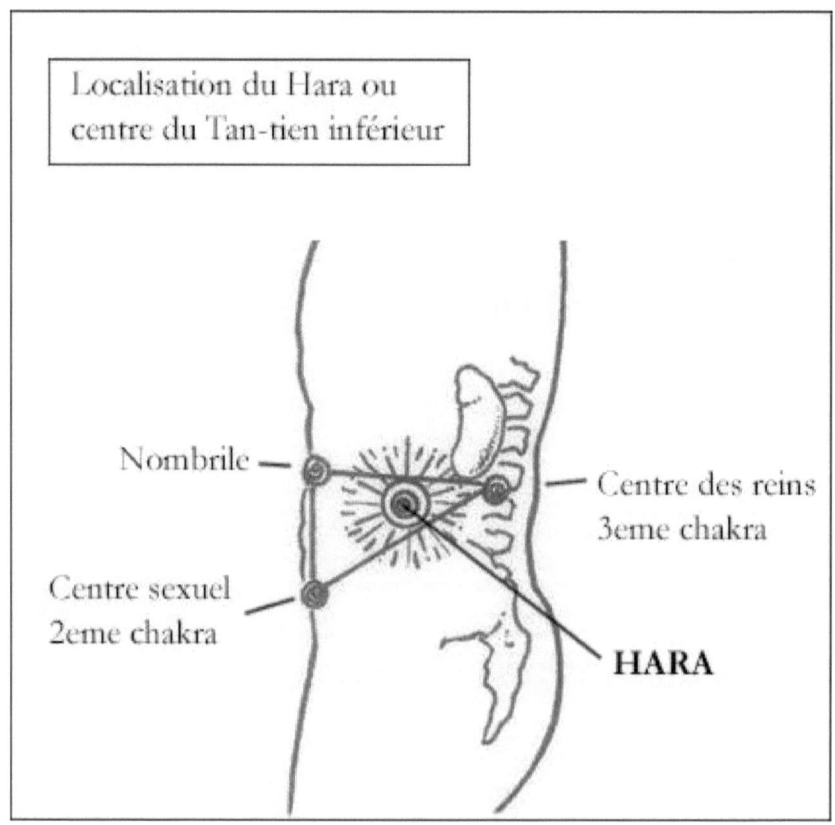

C'est à partir de cette position « refuge » que l'on va être en mesure de sentir des variations pour reconnaître et accompagner certains phénomènes. Soit pour des phénomènes qui nous appartiennent, soit ceux avec lesquels nous entrons en résonance chez le patient.

Ainsi, identifier fermement son point Hara ou point « refuge » permet d'y revenir à tout instant. De revenir en sécurité en soi pour se ressourcer, reconnaître ses propres limites dans l'instant et proposer un chemin de transformation et de libération.

Il ne s'agit pas d'une idée ou d'un concept, mais d'un ressenti. Il permet d'accompagner le patient dans ses sensations pour qu'il ressente en lui-même un chemin vers la libération d'énergies retenues[11].

C'est pourquoi l'ancreliage n'est pas un simple enracinement, car si l'on veut évoluer et bouger dans les différents plans il est intéressant de pouvoir rester mobile sur l'axe central et fluide comme l'énergie, et non pas planté et figé comme un végétal. S'enraciner au ciel et se déposer sur le sol nous transmet Gérard Edde dans ses enseignements de Qi-gong.

L'ancreliage est donc une façon de se relier à Soi en Soi et à ce qui est au-dessus et en-dessous. Cet état permet de traverser consciemment les différentes énergies et de naviguer sur les maillages de *Points Faisceaux*, sur les couches d'énergies aux fréquences variées et parfois contacter d'autres plans de réalité (vies antérieures, médiumnité, communication avec les défunts, autre plans astraux...etc.). Mais pour cela il est important d'aller progressivement et bien accompagné vers la découverte de ces mondes.

Notons que contrairement à certains mouvements ésotériques qui raffolent des perceptions extra-sensorielles, les taoïstes ne considèrent pas de première importance ces phénomènes appartenant à d'autres

---

[11] Cf. dans ce livre en 3eme partie « accompagnement et spiralisation »

plans. Pour eux, il y a suffisamment à faire dans le plan physique d'abord pour ne pas avoir à chercher plus loin. Ils ne cherchent pas en priorité l'aspect new-age et presque récréatif de telles perceptions. Par contre ils sont capable de les décrire et de les utiliser si nécessaires.

La théorie des chiffres en lien avec les différents plans

Simplement pour illustrer les voyages que l'on peut faire le long de notre axe central, je me souviens avoir un jour croisé un livre de Bernard Werber[12] où il raconte la symbolique des chiffres. Cette approche, même si elle est inspirée de la littérature de science-fiction, peut illustrer simplement les paliers et les niveaux énergétiques. Observons cette approche chiffrée sous l'angle de l'ancreliage et restons attentifs à la forme des chiffres. Si on pose comme base l'idée que:
- Un trait horizontal représente un lien, un attachement
- une courbe représente l'amour
- un croisement représente un choix

Alors,

0 : Ressemble à l'œuf originel, il est le vide d'où nous venons tous et où nous retournerons tous.

1 : C'est le stade minéral. Ce n'est qu'un trait sur un socle. Il semble immobile. Dans notre façon de compter, il est le premier, le début de quelque chose qui va suivre. Mais pour l'instant le 1 minéral se contente d'être, simplement d'être, ici et maintenant, sans penser. On

---

[12] Cf. « Encyclopédie du savoir relatif et absolu », Bernard Werber

pourrait dire que c'est le premier niveau de conscience. Quelque chose est là, qui vibre mais ne pense pas (dans le sens du mental).

2 : Pourrait être le stade végétal. Sa partie inférieure est composée d'un trait qui s'attache. Le végétal est donc attaché à la Terre. Il ne peut pas bouger ses pieds, il est planté là, esclave du sol, mais il est doté d'une courbe vers le haut. Le végétal aime le ciel et la lumière, et c'est pour eux que la fleur se fait belle dans sa partie supérieure.

3 : C'est le stade animal. Il n'y a plus de trait. L'animal s'est détaché de la Terre et peut se déplacer. 3 est représenté avec deux boucles, il tend vers le haut et il tend vers le bas. L'animal réagit en esclave de ses sentiments. Il aime, il n'aime pas. L'égoïsme semble être sa principale qualité. L'animal est prédateur et proie. Il a peur en permanence. S'il ne réagit pas en fonction de ses intérêts directs, il meurt.

4 : C'est le stade humain. C'est le niveau au-dessus du minéral, du végétal et de l'animal. Il est à la croisée des chemins. C'est le premier chiffre à croisement. Si le 4 réussit son changement, il bascule dans le monde supérieur. Il sort de son stade d'esclave des sentiments, par le libre arbitre. Soit il réalise son destin, soit il ne le réalise pas. Mais la notion de liberté de choix autorise aussi à ne pas réaliser sa mission de conquête de la liberté et de la domination de ses sentiments. 4 autorise à rester librement animal ou à passer à l'étape suivante. Cela pourrait être comparé à l'enjeu actuel de l'humanité.

5 : C'est le stade spirituel. C'est le contraire du 2. Le 5 a le trait en haut, il est lié au ciel. Il a une courbe en bas : il aime la terre et ses habitants. Ayant réussi à se libérer du sol, il n'est cependant pas parvenu à se libérer du ciel. Il a passé l'épreuve de la croix du 4 mais il est encore attiré par le monde, par les phénomènes terrestres.

6 : C'est une courbe continue sans angle, sans trait. C'est l'amour total. Il est presque une spirale, il s'apprête à aller vers l'infini. Il s'est libéré du ciel et de la terre, de tout blocage supérieur ou inférieur. Il est un pur canal vibratoire. Il lui reste cependant une chose à accomplir : passer au monde créateur. 6 est également la forme du fœtus en gestation.

7 : C'est le chiffre du passage. C'est un 4 inversé. Là encore, nous nous trouvons à un croisement. Un cycle est terminé, celui du monde matériel ; il faut donc passer au cycle suivant.

8 : C'est l'infini. Si on le dessine, on ne s'arrête jamais.

9 : C'est le fœtus en gestation. 9 est l'inverse du 6. Le fœtus s'apprête à retourner au réel. Il va donner naissance au...

10 : C'est le zéro de l'œuf originel, mais de la dimension supérieure. Ce zéro de la dimension supérieure va lancer à nouveau un cycle de chiffres mais à une échelle plus élevée. Et ainsi de suite pour les suivants.

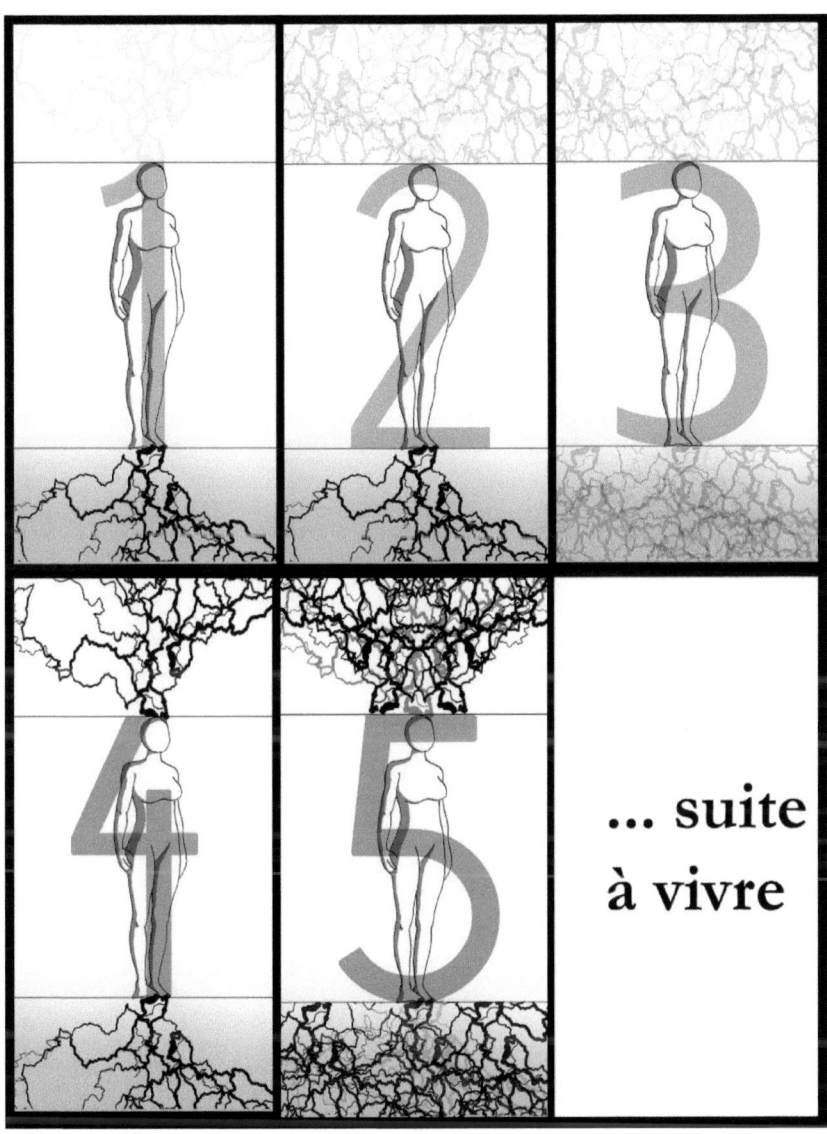

... suite à vivre

Pour ce qui nous intéresse dans cet ouvrage, observons l'image ci-dessus. Ainsi, dans l'idée d'ancreliage, considérons les niveaux que l'on peut faire intervenir le plus communément en thérapie. Ainsi nous nous concentrerons d'abord sur les plans 1-2-3-4-5, puis quand les niveaux énergétiques vont se manifester nous entrerons dans le 6 et, si l'on est dans de bonnes dispositions, la suite s'ouvrira d'elle-même si c'est le temps du thérapeute et du patient. Mais gare à la fantaisie. Car dans les plans supérieurs ce sont des incursions parfois brèves et puissantes. Elles nous inspirent et nous permettent d'opérer des bascules de réalité, des changements (pour soi, pour l'autre) sur des plans très subtils. C'est là où il faut être attentif car on s'approche de l'idée de pouvoir et de magie. Et plus on monte vers les plans supérieurs, plus le fil séparant magie blanche et noire est mince.

Ainsi, en fonction de soi, des patients et du jour, se pose la question des limites de navigation que l'on peut se poser sans user sa propre énergie vitale.

Jusqu'à quel étage puis-je aller aujourd'hui sans perdre mon ancreliage et la clarté de ma conscience ? La clarté de ma vue ? De mes ressentis ?

Jusqu'où mon lâcher-prise me permet-il d'aller tout en gardant une connexion avec le sol, avec mon centre en toute sécurité ? De combien de grandeur, ou d'étirement, mon être est-il capable en ce moment ?....et surtout à quoi cela va-t-il servir au patient ?

Tout cela peut nous être montré au fil de la pratique (en cabinet, en méditation, au quotidien...). Ensuite il est nécessaire de se respecter et de respecter l'autre par rapport aux réponses obtenues. Et enfin adapter sa pratique et ses exercices quotidiens.

Par exemple, un jour d'humeur classique où il n'y a pas d'événement particulier, le thérapeute peut être à l'aise dans son 4 car il a pris le temps de le construire en s'appuyant sur les stades 1, 2 et 3.

Il a conscience de ce qui se passe sous ses pieds et jusqu'à son bassin (1-2), dans son tronc et ses émotions qui s'agitent (3), dans son cœur d'Homme (4). Alors le thérapeute commence à transcender les basses fréquences, les blocages qu'il ressent chez l'autre, grâce au "reliage" avec son Soi supérieur (5) tout en faisant appel aux plans supérieurs (6,7...et plus, si affinité).

Il est ainsi un canal, une grande aiguille d'acuponcture, vivante, ayant des possibilités plus vastes, mais aussi des risques plus élevés de mettre ses structures physiques et émotionnelles en jeu si 1-2-3 viennent faire défaut lors du soin. Au risque de rester perché (5-6-7) ou de flotter dans l'illusion des plans astraux.

C'est pourquoi, dans cet état d'ancreliage, il y a un véritable enjeu pour nous-même et pour les autres. Si nous sommes en mesure de prolonger à chaque fois cet état 4-5, nous allons pouvoir de plus en plus refaire circuler les stagnations, les doutes, les peurs, les tensions et les traumas. Que ce soit en séance, avec les autres ou en nous-mêmes.

A la longue, diffuser cet état en soi et autour de soi peut même faire évoluer globalement l'humanité. Mais comme nous l'avons vu précédemment dans l'idée de respiration, il est tout à fait clair que pour la plupart d'entre nous, nous naviguons entre 3-4-5..., un peu de 6 parfois et quelques flashs sporadiques de 7.

Pour entrevoir une élévation plus globale, il va falloir à chacun travailler avec persévérance son ancreliage et ses dons.

La théorie de chiffres et le thérapeute

1,2,3 je m'y appuie d'abord pour construire mes bases, et pour mieux m'en soustraire consciemment ensuite. Je n'y habite pas et ne m'y fige pas, mais je m'en inspire pour grandir, atterrir, rebondir.

4... je suis le plus possible en demeure dans cet état de 4, au cœur de mon humanité, ici et maintenant, au carrefour du ciel et de la terre. Conscient de mon état, carrefour entre animal et être spirituel.

5...Centré sur mon hara (plan physique), mon cœur (plan émotionnel) et mes guides (5-6, plan spirituel) je ressens les variations en ne perdant pas de vu mon hara, mon « refuge ».

Les variations des niveaux de conscience vont permettre différentes actions thérapeutiques. Ainsi il est possible:

En 0 : ce qui vient de l'âme et de son désir d'incarnation

En 1-2-3 : de contacter des mémoires qui ont traumatisé le corps physique et émotionnel, les éléments de la nature (ce n'est ni bon, ni mauvais, cela existe et participe au mouvement du vivant).

En 4 : le transgénérationnel qui coule dans nos veines ralentit et plombe nos actions vers un destin plus vaste.

En 5: de reconnaître ce qui appartient aux guides et qui donne des éclairages sur la situation et aide à initier la transformation des blocages (nous verrons le processus de spiralisation au chapitre 3).

En 6-7 : d'accéder à des visions concernant les potentiel futurs, les troubles des vies antérieures, les bagages karmiques, les capacités innés de la personne (don), les entités qui veillent ou limitent.

En 8-... il est d'abord nécessaire d'avoir bien compris les règles et stabilisées les pratiques des plans inférieurs pour aller jouer là-haut en toute sécurité. Ainsi, il est inutile d'en parler car il nous faudra aller nous-mêmes découvrir ce qui s'y trouve, par notre travail et notre force intérieure consciemment développée et de préférence avec une guidance. Dans ce plan c'est lentement, pas à pas que l'on avance, au risque d'y laisser des plumes en cas de volonté égotique de voyager trop vite.

L'ancreliage en pratique

La simplicité d'un tel processus pour certaines personnes ne demande pas grand éclairage car pour gagner cet état il est parfois simplement nécessaire de se sentir être, de se sentir relié. Ni plus ni moins.

Mais parfois les aléas de l'existence décalent les axes du corps et l'ancreliage se perd. Pour rejoindre à nouveau cet état, différents exercices peuvent être sont proposés.

1) Connecter la terre :

On peut commencer par la recherche de l'ancrage profond vers la terre (chakras inférieurs, visualisation du centre de la terre...etc.) puis vers le ciel afin de faire l'alliance en soi au niveau du Hara.

Pour faire monter l'énergie de la terre, nous allons ainsi faire des exercices qui font travailler les pieds, les jambes, le bassin, le sacrum, tout ce qui est en bas du corps. On stimule cela par la course, la danse, on frappe le sol des pieds, on sent la portance de la terre.

Les exercices peuvent être associés à des visualisations, des sons plutôt graves, pour aller chercher les forces telluriques.

On fait ainsi remonter la force du sol jusqu'au Hara, où se fera la synthèse des forces du ciel et de la terre. Donc plus je vais descendre profondément, chercher les forces dans la terre, les jambes, le bassin, plus je vais pouvoir aller chercher très haut dans le ciel en conservant un équilibre et un axe.

2) Connecter le ciel :

Une fois les bases de la terre bien posées, le mouvement d'ancrage vers le ciel peut commencer. Il part du Hara et, à chaque fois que l'on fait monter l'intention de l'énergie vers le ciel, on densifie puissamment le lien à l'énergie de la terre. Cette posture renforce notre centre d'énergie, le densifie pour aller vers la transformation de l'énergie en nous et autour de nous.

3) Un mouvement double

C'est dans ce double mouvement (bas–haut) que l'on va connecter le ciel tout en se connectant puissamment à la terre. Autrement si le mouvement énergétique monte plus rapidement que l'ancrage, ou que des connexions supérieures descendent dans notre canal, il est possible que nous ayons accès à des mondes, des pensées, des idées, que notre corps aura plus de difficultés à transcrire en action.

Cela ne veut pas dire que les raisonnements ou pensées venus de ces plans ne soit pas justes, ni utiles à Soi ou à d'autres. Simplement, il faudra identifier la source de l'inspiration et sentir sa justesse dans la conscience (corps-esprit).

Ainsi, il y a des énergies célestes qui nous transportent, nous transcendent, nous inspirent et inspirent les autres. Mais, pour incarner complètement ces idées, il y a forcément la nécessité de construire une base ancrée, dense et forte.

Ce mouvement de descente et de révélation est également lié à la pensée judéo-chrétienne qui nous est parvenue aujourd'hui, où l'esprit est plus fort que le glaive, où les choses viennent d'en haut. Or il est tout à fait essentiel de faire descendre ces belles vues de l'esprit pour qu'elles s'incarnent et trouvent du sens dans la matière, le corps, pour Soi ou pour les patients.

Elargissement sur les mouvements d'ancreliage entre ciel et terre

Si on applique cette vision d'ancrage énergétique à nos vies quotidiennes, on peut voir l'analogie suivante. Si je cherche trop bas dans la terre (pulsions, passions, vie très terrienne) et que je n'équilibre pas avec des forces célestes de même hauteur (spiritualité, comportement en vue de devenir meilleur, élévation de l'âme) mon centre et mes énergies subtiles s'abaissent.

A l'inverse, si je suis trop accroché dans le ciel, sans avoir de contact avec la terre, je m'envole et mes pensées, mes actions, ne s'incarnent pas entièrement.

Le savant équilibre des deux forces (terre-ciel) sur les différents plans (physique, émotionnel, spirituel) va permettre de chercher l'équilibre au niveau du Hara. C'est une densification de l'être dans le présent qui permettra de parcourir les 7 étapes de libération énergétique que nous verrons au chapitre suivant, en vue d'une profonde transformation.

Sous l'angle de la théorie des chiffres, ce procédé consiste à renforcer le point d'intersection du 4 (Hara), à la croisée de l'animal (3) et de l'homme évolué (5). Et, une fois cet état de (4) stabilisé par la pratique, être capable d'entretenir cet équilibre dynamique dans le moment présent. C'est alors seulement à ce moment que peut s'opérer le « retournement » qui porte le praticien vers un état de (5) où la conscience s'enracine dans le ciel et le corps se dépose simplement sur la terre. Il y a dans ce « retournement » un étirement de l'axe central et une densification de l'être qui va permettre l'ouverture du champ énergétique dans les 3 dimensions.

S'exercer à construire l'escalier de l'ancreliage.

1) Echauffement

Sentir le sol, sentir son corps dans un mouvement de sautillement

En sautillant d'un pied sur l'autre tout au long de l'exercice:

Relâcher les muscles, mais garder l'axe central, le maintenir cohérent même s'il bouge.

Ressentir les appuis-impacts au sol

Sentir la coupole du bassin qui porte le tronc et la colonne vertébrale (structure porteuse du corps).

Sentir les différents organes qui bougent dans le corps (se concentrer sur l'estomac, la rate, l'intestin, le foie...) protégés par la structure porteuse identifiée précédemment.

Sentir le feu dans le ventre. Il est nourri par la respiration au travers des poumons et de la peau et se condense vers le Hara.

En levant les bras au ciel, sentir les poumons et le cœur qui bougent dans la poitrine.

2) Augmentations de l'exercice

Chez les Taoïstes, le son « Hung » prononcé avec intensité bouche fermée va dynamiser l'énergie du foie et du tan tien inférieur (Hara) et faire croître le feu dans le ventre.

Sentir et visualiser que l'on inspire le Qi par les poumons et la peau.

A l'expire, le Qi vient remplir le ventre (alimenter le feu du ventre).

3) Placer les 5 aiguilles, exercice Taoïste

En position verticale, dans une immobilité relative. Visualiser le centre de la terre. Sentir ou visualiser l'énergie remonter dans les jambes, remplir le bassin puis continuer son ascension dans le buste jusqu'au sommet de la tête. Laisser cette énergie traverser le sommet du crâne pour se relier à une étoile lointaine. Prendre un instant pour sentir son corps qui oscille légèrement sur ce fil. Le menton a tendance à rentrer, les aisselles à s'écarter. Ramener la conscience au niveau du contact avec le sol, le plafond du ciel au niveau du sommet du crâne. Les yeux s'ouvrent et se posent sur l'horizon.

Ressentir les **appuis au sol** (doigts de pieds qui s'agrippent au sol. Le point 1 Rein connecte le sol), sentir les jambes, leur puissance de soutien, le bassin.

Sentir le bout des doigts relié loin dans la terre.

Rentrer l'anus (ou contracter le périnée) et imaginer le **coccyx relié au centre de la terre** (provoque une légère bascule du bassin vers l'avant).

Serrer les dents sans exagérer et placer légèrement la pointe de la langue derrière les incisives du haut.

Sentir ses cheveux attirés vers le haut (cela abaisse légèrement le menton et étire les cervicales)

Dans cette position laisser légèrement s'ouvrir les aisselles.

Tourner les paumes vers l'arrière et laisser les bras se placer légèrement au-devant de l'axe vertical. L'intention est dans les coudes qui s'écartent légèrement.

Tenir la position le plus longtemps possible sans forcer. OBSERVER ce qui se passe dans le corps. Les zones de picotement, de froid, de chaleur, de tremblement...etc. Effectuer un scan complet du corps, du bas vers le haut et du haut vers le bas.

Si l'attention s'égare, la ramener vers le souffle.

1) Onduler comme une algue :

Mains sur les cuisses ; relâchez !

Quelques respirations pour détendre, laissez fondre les tensions vers le sol.

Visualisez des connexions au centre de la terre depuis vos pieds.

Lors de la connexion au sol, ressentez les appuis sous les pieds, sentez comme des racines énergétiques qui partent des pieds et vont se nourrir de plus en plus profondément vers le centre de la terre. C'est vers là que tout corps en chute se dirige sans aucune intervention. Imaginez que la conscience également suit ce mouvement naturel vers le bas et plonge. La conscience va vers un monde où le temps est celui de la géologie (les millions d'années nécessaires à transformer et créer les roches). Sentez cette lenteur, cette stabilité, cette portance et la vie qui, malgré la lenteur, est perceptible.

Laissez monter l'énergie par les pieds, jambes, bassin jusqu'au nombril et stabiliser le bassin. Sentir le support qu'il offre à la colonne vertébrale

Faites remonter cette énergie dans le corps avec les antennes énergétiques des pieds. Laissez cette énergie traverser la plante des pieds (au niveau du point 1 rein, la prise terre pour les Chinois). Puis elle monte dans le corps jusqu'au nombril. Sentir le poids de ses jambes, la stabilité du bassin qui, à l'image d'une coupe ou d'un chaudron, va contenir et accumuler cette énergie du sous-sol.

Progressivement, impulsez depuis le bassin un léger mouvement d'algue, un balancement de droite à gauche qui se propage jusqu'à la tête.

En plaçant alors la conscience au creux du bassin, on peut sentir un mouvement de balancier qui nait. Comme une algue qui oscille dans le fonds marins. Le mouvement suit le rythme du souffle, de l'âme.

Partant de ce bassin bien alimenté en énergie terrestre, le mouvement d'algue remonte jusqu'au sommet de la tête.

Il est possible de vivre cette impression végétale quelques minutes en ressentant les mouvements qui naissent du bassin et se propagent vers le haut.

Quand le mouvement commence à s'affirmer, il peut y avoir des pulsions, des émotions qui remontent des profondeurs du bassin vers des niveaux plus ou moins hauts de notre corps. C'est notre animalité (3) qui se manifeste.

Restez dans ce mouvement d'algue toujours très présent à votre bassin, a sa stabilité.

2) intérioriser le mouvement

Après 3-4 minutes de ce mouvement, laissez-le se réduire lentement et intériorisez-le de plus en plus jusqu'à ce qu'il ne soit plus qu'une trace énergétique à l'intérieur du corps.

Ce mouvement d'oscillation de l'algue demande à être diminué et de plus en plus intériorisé.

En régulant nos pulsions par un contrôle souple, une reconnaissance équanime, l'oscillation se ressent alors de façon plus subtile, sans laisser le corps être emporté pour autant. De cette façon, nous pouvons observer les phénomènes avec une conscience plus méditative, plus haute. C'est une façon de commencer le travail de contemplation des contenus pulsionnels.

Sont ainsi mis au jour les émotions et blocages corporels qui nous limitent et de la même façon entrave la libre circulation de l'énergie venant d'en bas et voulant passer plus haut que le plexus solaire.

C'est parce que l'on va accepter de faire l'effort spirituel de laisser les pulsions passer devant les yeux de la conscience de façon équanime, que l'on va pouvoir construire l'escalier vers le « 5 ». Et ainsi permettre à notre être d'aller s'ancrelier, de vivre la réelle transformation des limites extérieures (éducatives, religieuses...etc.) en véritable éthique intérieure. Cela nous permet alors la structuration de notre être libre.

3) Etre en présence à Soi

Pour finir, ressentez votre présence à vous-même. Sentez la circulation tout le long de l'axe vertébral entre terre (jambes-bassin immobiles) et ciel (tronc et tête qui sont le sommet du mouvement).

Conclusion de l'ancreliage

Pour conclure, s'ancrelier, ce n'est pas aller attacher sa tête dans les nuages et laisser flotter son corps en dessous. C'est d'abord accepter et réaliser le défi du 4 pour ensuite oser le « retournement » et aller se placer plus haut (5). A partir de cet état, il sera alors possible d'aller en sécurité dans les autres plans et de proposer tout à fait consciemment aux patients les 7 étapes de libération énergétique.

5. Lâcher-prise et intuition

« Lâcher prise c'est se rendre disponible, s'ouvrir à la force, sans vouloir la maitriser. Avoir confiance en quelque chose de plus grand que Soi »

Charles-Raphaël Prayeur

La notion de lâcher-prise semble très orientale. Quand elle arrive chez nous, c'est comme si elle était reçue dans le sens de : « ne faites rien! ».

C'est là notre perception dualiste du monde qui se met en marche. Soit je fais quelque chose avec mes mains, ma tête, mon corps... soit je ne fais rien, tout s'arrête. D'un côté, il y a la vie, de l'autre la mort... aucune continuité, aucun lien entre eux. L'occidental sépare, l'oriental relie[13].

Toutefois, au sens occidental, il est curieux d'observer que lorsque je ne fais rien, mon cœur continue de battre, mon sang afflue dans tout le corps, ma respiration fait entrer et sortir l'air et mon mental continue sa course folle. Car ne rien faire avec sa tête serait aussi réussir à suspendre son mental. Périlleux exercice qui demande un temps d'entraînement assez important. Mais, pour l'instant, laissons le mental continuer sa course et observons cette situation vécue et ce qu'elle enseigne pour le lâcher-prise.

---

[13] Voir dans le chapitre 1 la figure du Yin-Yang

Un jour j'ai rencontré une voyante. Durant l'entretien, il y avait toujours en moi ce discours rationnel et méfiant qui me mettait en retrait, jusqu'à ce que je m'aperçoive que cette façon même de me mettre en retrait analytique m'empêchait de vivre pleinement l'expérience que j'étais en train de vivre.

En prenant conscience de ma posture (physique et psychique) face à la voyante, j'ai compris que mon corps vivait un combat, encombré dans les lianes résistantes de l'ego. Que ma raison cherchait à tout comprendre, à tout appréhender. Au moment même où j'ai pris conscience de cet état et que j'ai décidé de relâcher la prise du mental, d'ouvrir mes perceptions au-delà de l'emprise des lianes de mon mental qui doute, les ressentis énergétiques du moment se sont trouvés décuplés.

J'ai alors su que j'avais devant moi quelqu'un de sincère qui me racontait des choses, non pas pour mousser mon ego ou pour me soutirer de l'argent, mais qui lisait avec son interprétation humaine dans mes corps subtils. Elle racontait ce qui était inscrit là, dans l'instant, au cœur des maillages de *Points Faisceaux* qui m'entouraient.

Bien sûr, il s'agissait des conditions présentes que la voyante lisait. Ma volonté pourrait tout à fait décider d'ignorer et de changer cette histoire, pour peu que j'arrive à suffisamment lâcher prise pour laisser ses paroles me traverser complètement, sans que rien en moi ne les retienne ni ne les fasse vivre. En somme, en parvenant à changer ma structure mentale et énergétique. Et pour cela il s'agirait d'abord d'être un simple tube vide. Mais cet exemple n'est pas là pour faire le procès de la voyance, observons-le sous l'angle du lâcher-prise.

En sortant de l'entretien, ma partie rationnelle s'était réveillée et émettait autour de ma tête comme un bourdonnement. Je reprenais la « prise », mon mental cherchant à comprendre, prévoir, diriger.

Il se dégageait de ma tête comme une sensation de lourdeur électrique, comme si mon crâne était compressé, réduit, atrophié, jusqu'à ce que je décide de m'asseoir et de simplement respirer, de relâcher la « prise », relâcher l'étau autour de ma tête et juste ressentir ce qui se passe, sans juger, sans chercher à comprendre ou à analyser.

A ce moment précis, mon corps a commencé à se déposer vers le sol, dans toute sa pesanteur. Il était simplement là. Mon souffle faisait son travail, seul, sans que je ne le commande, tandis que dans ma tête gigotait un petit singe électrique. Mais il était seul à jouer dans ma tête. En relâchant la prise je pouvais le voir s'agiter. Cela a permis à ma conscience de l'observer et ainsi de l'empêcher d'utiliser la totalité de mon corps pour se débattre.

C'est par la concentration sur des mouvements spontanés venant du corps (respiration ou battement du cœur) que j'ai pu alors ressentir simplement que « je suis ». Mettre à distance les autres phénomènes qui interviennent. Lâcher la prise et reconnaître les choses sans s'y attacher.

Au fil du temps et de la pratique, il est alors possible de percevoir la respiration de ses grands organes autonomes (poumons, cœur) mais aussi plus subtilement de ses propres *Points Faisceaux*. Ce travail de reconnaissance corporelle associée à des visualisations par l'esprit augmente la conscience (corps-esprit) et permet la transformation de l'état de nos structures (esprit et corps)[14].

Simplement, il faut du temps et de multiples expériences pour progresser sur la voie du lâcher-prise et de la transformation. Car

---

[14] Cf. Phakyab Rimpoché et Sofia Stril-Rever « Comment la méditation m'a sauvé »

souvent on se débat contre les évidences qui nous entourent et nous habitent. Notre petit singe du mental s'agite pour détourner notre attention des choses les plus essentielles de notre existence. Cet animal intérieur est le partisan de la densité et de l'agitation. Il a peur, il lutte pour conserver son pouvoir d'agitation.

Mais si nous lâchons prise, en revenant vers nos sensations corporelles immédiates, concentrés sur la pulsation de la respiration, nous pouvons opérer de petites ruptures dans notre structure mentale et égotique, pour petit à petit reconnaitre et apprivoiser le petit singe… et pourquoi pas, un jour, s'en séparer en toute sérénité.

Ce lâcher-prise est essentiel, aussi bien dans les choses qui paraissent extraordinaires et ésotériques que dans les petites choses du quotidien. Dans la queue au supermarché, quand tout le monde s'impatiente et envoie cette énergie si particulière de trépignement. Ou durant les soins, quand on reçoit des consultants chargés de leurs fardeaux qui n'attendant que ce moment pour vous le projeter dessus... lâchez prise, pour accueillir !

Se laisser traverser par les énergies, projections, idées, sans s'y accrocher, tout en conservant son axe, son centre et son ancreliage. Pour entretenir cet état très complet et relié, la gratitude et l'humour sont des alliées fortes. Elles permettent de dédramatiser et de décrisper les tensions, même si, dans certaines situations, c'est un exercice de style pour y parvenir.

S'exercer au lâcher prise

Toutes les formes de méditation conduisent vers la sensation de lâcher prise. Au travers de cette pratique, le corps s'habitue progressivement à relâcher ses structures physiques et le mental lentement s'éclaircit et se pacifie.

Evidemment, il y a des jours où cela est plus facile que d'autres. Cela de par le fait que nous sommes vivants au milieu de toutes nos représentations, idées, environnements…etc.

Tout l'intérêt de la méditation est alors de détendre le corps et l'esprit en focalisant sur la respiration ou le cœur, pour laisser apparaître les productions de notre esprit et tenter de les accueillir sans les juger, de façon équanime.

Vaste quête, qui peut prendre plusieurs formes et peut suivre plusieurs voies. A vous de trouver ce qui est le mieux pour vous. Chaque tradition va proposer d'autres outils. Que ce soit la prière : « Que Ta volonté soit faite… ! », la concentration de l'attention sur des mantras, des sons, des images, un dessin, un mot, l'image d'un saint ou d'une déité, un objet, une partie du corps. Ou encore la contemplation d'un paysage.

Trouver sa façon de lâcher prise, c'est trouver ce qui nous permet d'ouvrir notre canal intérieur le plus clairement possible. C'est dans cet état que l'on se laisse traverser par ce qui est plus grand que nous, sans s'encombrer du mental analytique et des concepts qui régissent nos perceptions.

Toutefois, lorsque l'on débute, il est souvent délicat de différencier les sensations de flottement qui donnent une sensation d'apesanteur, et les moments où l'on se glisse vraiment dans son canal intérieur et où de grandes choses nous traversent. Ces deux états n'ont pas la même énergie. Dans l'une, il y a une sorte de fuite flottante un peu nébuleuse et, dans l'autre, l'illusion se dissipe plus ou moins longtemps pour donner au présent une densité forte et lumineuse.

J'ajouterais pour terminer qu'il est, à mon sens, important de poser ses propres rituels quotidiens afin d'avancer sur son chemin et de cadrer sa nature qui tend à la facilité (encore un des paradoxes du lâcher-prise !).

Maintenant, c'est à vous de rechercher ce qui est bon pour vous, de vous inspirer à travers des stages, des méditations, des expériences de vie, des retraites, des arts martiaux.

Le lâcher-prise ouvre vers l'intuition

Une fois l'ancreliage posé, la détente installée afin d'ouvrir le canal intérieur, il est possible de laisser s'exprimer l'intuition. C'est un état d'accueil qui demande de la vigilance et de l'oubli de Soi. Du lâcher-prise et du contrôle à la fois. Un peu comme l'image d'un Guerrier-enfantin. Voyons comment se développe cet état.

Nous savons que le lâcher-prise est un état entre action et inaction, relâchement et tension. Si je suis tout mou et indifférent, je relâche trop la prise et rien ne peut émerger. Si je suis trop crispé ou dans le « vouloir », je ne peux pas saisir ce qui se présente à moi. Dans cette dualité, il est subtil de trouver sa juste place de thérapeute. C'est pourquoi il est essentiel de travailler à incarner au maximum cette notion, à la fois mentalement et physiquement, pour tendre vers l'accueil des intuitions.

Cet accueil se compare à celui du nourrisson dans ses phases d'éveil, quand son regard semble lointain, un peu vague. Il capte les choses mais ne cherche pas à les saisir. Il ne se pose pas la question de ce qui est là, de l'existence des phénomènes. Ce qui est là est simplement là.

L'enfant est prêt à réjouir ses sens de tout ce qui passe et il se laisse traverser facilement par ce qui est plus grand que lui.

Cet état enfantin est une porte qui permet de libérer l'intuition. Certains auteurs ou coach parleront de se reconnecter à son enfant intérieur, à cette part intuitive de notre être avant qu'elle ne soit réduite par les usages (sociaux, culturaux familiaux...). Il s'agit d'une intuition spontanée, comme celle que l'enfant développe dans son jeu, où les rythmes varient sans cesse au gré des événements.

Un jour, j'ai lu dans une Bible : « Si vous ne devenez pas comme des enfants, vous n'entrerez pas dans le royaume de Dieu ». Est-ce ce royaume que contemple un nourrisson?

Enfant dans le cœur pour ne pas se cristalliser, immobile et figé dans une émotion. Pour ne pas se bloquer dans une chaîne de *Points Faisceaux* stagnante, ou dans un raisonnement mental qui tourne sur lui-même. Mais au contraire, pour pouvoir sauter de chaîne en chaîne librement sans se limiter. Suivre au plus juste le mouvement de vie et de guérison que propose le patient.

Mais la seule intuition manque de bras. C'est donc pour donner toute la réalité, dense, matérielle et incarnée que je vous propose d'ajouter à l'état intuitif la figure du guerrier.

Le guerrier est animé de principes éthiques. Il connaît des techniques qu'il a répétées des centaines de fois dans la sueur et l'abnégation. Il a forgé son corps et son mental. Il a développé les outils pour encadrer le jaillissement intuitif de l'état enfantin.

En effet, le guerrier ne se laisse pas attendrir ni dévier de sa tâche. Il reste vigilant, le plus ouvert et relâché possible. Mais il est prêt au combat, tendu vers ses idéaux et ses objectifs pour n'agir que lorsque cela est opportun. Il ne fait pas participer ses propres failles, il en suspend l'effet par un travail quotidien de concentration et de relâchement. Et même si ses émotions sont un outil, il utilise le discernement pour se placer au plus juste. Il fait la part des choses entre ses propres faiblesses et blessures, et celles des autres.

C'est alors dans l'association du guerrier et de l'état enfantin que l'intuition vient trouver toute son expression et donner la possibilité de l'action juste dans le temps juste à l'endroit juste. C'est ce qui permet au thérapeute de s'aventurer sur les plans énergétiques, d'évoluer avec une âme libre et une action appropriée et cohérente, au plus juste de ce qui est possible dans l'instant.

S'exercer à développer l'intuition

1) Méditer, regarder en Soi.

Le mot « intuition » vient du latin intueri qui signifie « regarder dedans ». Aussi, pour développer ce « sixième sens », il s'agit avant tout d'être dans l'introspection : on laisse de côté les stimuli extérieurs pour écouter pleinement ce que notre conscience (corps-esprit) veut nous dire.

Conseil : Chaque jour, pratiquez au moins 10 minutes d'une activité qui vous permette d'entrer en vous et d'être pleinement conscient de vos sensations. Cela peut-être un exercice de relaxation, une séance de sport, une promenade, l'écoute d'un morceau de musique.

2) Intuiter sans cesse

Profitez de chaque occasion pour tester votre intuition. Le téléphone sonne : essayez de « deviner » qui appelle. Avant d'aller chercher le courrier : essayez de « percevoir » s'il y aura des factures, des pubs, lesquelles ? Vous devez aller en soins, au tennis, ou rencontrer quelqu'un : tentez « intuitivement » de savoir quelle en sera l'ambiance.

3) Le jeu de cartes

Prenez un jeu de cartes et demandez-vous si la carte du dessus est noire ou rouge. Faites cet exercice avec confiance et sans vous précipiter : laissez vagabonder vos pensées, restez ouvert d'esprit. Fermez les yeux pour plus d'immersion. Ensuite, regardez la carte et notez votre résultat. Recommencez plusieurs fois d'affilée. L'important n'est pas de « deviner » quelle sera la prochaine carte, mais bien de s'entraîner à écouter ce que nous dit notre voix intérieure.

Conseil : ne cherchez pas à compter les cartes ou à retenir la couleur des cartes précédentes. Mettez votre esprit analytique en mode « veille » !

4) Exploration intuitive

On passe au niveau suivant ! Connecter son intuition au champ énergétique d'un objet, arbre, animal ou d'une personne (consentante), et ressentir les potentiels, tenter de percevoir quel en est l'histoire, le sentiment. Ou avec les mains chercher les zones d'énergies fortes ou faibles du corps, sentir les éventuelles douleurs (Ne rien chercher à transformer, juste reconnaître sans rien « vouloir »).

Demandez maintenant à quelqu'un de cacher un objet mystère dans son dos (ou la photo d'un lieu, ça marche aussi) et essayez de décrire cet objet (ou ce lieu) à l'aide de vos cinq sens, en laissant parler votre intuition. C'est trop difficile ? Fermez les yeux et prenez votre temps!

Conseil : pour vous aider, prenez un crayon à papier et une feuille. Gribouillez tout en ouvrant votre esprit, sans regarder ce que vous dessinez. Plus vous pratiquerez cet exercice, plus vous obtiendrez des résultats satisfaisants !

5) Le jeu de Targ

Il s'agit d'un jeu développé au tournant des années 1970-1980 par Russell Targ, physicien et spécialiste de l'intuition. Le jeu présente 4 cases de couleurs différentes (rouge, vert, bleu, jaune). Derrière l'une de ces 4 cases se cache la photo d'un lieu. A chaque essai, l'objectif est de trouver où est la photo, en faisant uniquement appel à son intuition. Quand on se trompe, l'image change de case. Au total, on a droit à 24 essais : l'objectif c'est de faire un score supérieur à 6 pour une partie !

6) S'exercer au guerrier-enfantin

Tous les sports faisant appels à des mouvements structurés plus ou moins dynamiques sont intéressants (arts martiaux, danse, escalade, sports collectifs, …) car il est nécessaire de sentir son corps, son adresse, sa capacité à être dans le présent, dans le bon positionnement, avec la force juste.

Elever ou éduquer des enfants est aussi une manière puissante de se connecter à son guerrier-enfantin. Comprendre, éveiller, être juste sans être rigide…

Jouer à des jeux pour laisser apparaître son propre enfant intérieur qui s'amuse, hors des cadres et des rigidités que contraint l'état adulte.

6. Un travail en lien avec l'autre

Le patient dans son univers : l'anamnèse

Quelle est l'histoire de cette personne? Quels sont les événements qui l'ont conduit dans son état actuel ? Ce sont des questions simples qui conduisent à l'anamnèse.

Anamnèse vient du grec ancien anamnêsis : « *action de rappeler à la mémoire* ».

Ainsi, en médecine, l'anamnèse est synonyme d'histoire de la maladie. Elle retrace les antécédents médicaux et l'historique de la plainte actuelle du patient, ainsi que les résultats des différentes explorations déjà faites et les traitements entrepris auparavant.

En psychologie, l'anamnèse signifie histoire du sujet. En ésotérisme, l'anamnèse est le fait de recouvrer la connaissance totale de ses propres existences antérieures (incarnations précédentes), une vue élargie de ses bagages karmiques.

Dans le champ de la thérapie énergétique, il est un peu question des trois champs. Non pas que l'on va être spécialisé dans l'un des champs, mais il est intéressant de placer notre grille de lecture du sujet sur les trois plans et de les laisser apporter à l'intuition des clefs pour le travail à venir. (Lâcher prise en écoutant, rebondir en questionnant).

Quand le consultant raconte son histoire, il se met en scène. Le travail de contextualisation de la maladie ou du problème commence. On pourrait même dire que ce processus commence dès la prise de rendez-vous. Mais restons dans le moment de l'anamnèse, dans ce temps d'échange qui précède la séance. C'est un vrai moment d'échange où l'on peut rebondir d'une information à l'autre, mettre en lumière différents *Points Faisceaux*. D'explorer différents thèmes (alimentation, sommeil, selles, loisirs, famille, travail, opération, émotionnel du moment...). L'entretien permet ainsi au patient de se déposer, de se contextualiser et de se poser au centre de sa propre histoire.

Le but pédagogique de l'anamnèse est, de ce fait, très clair. Il est de permettre simplement à la personne de ressentir qu'elle fait partie d'un Tout et non pas juste ressentir l'incarnation d'un seul symptôme ou d'une somme de symptômes. Dans cet exercice, quelques traits d'humour bien placés peuvent permettre de dédramatiser la situation et d'ouvrir au patient une fenêtre vers un mieux-être et une perception plus légère de la situation.

Ce récit historique du patient fait par lui-même va apporter beaucoup d'informations (intonation de la voix, émotions reliées, couleur de la peau, salivation, ressenti général, odeur)....chaque trait observé peut nourrir la banque de données du thérapeute qui va permettre d'évoluer plus finement dans les réseaux de *Points Faisceaux* lors du soin. Ce moment d'écoute permet aussi au thérapeute de placer son intuition au centre d'un autre système (celui du patient) et d'opérer si possible une sorte de projection de sa conscience dans le système du patient (don de claire ressenti).

Le caractère intrusif que pourrait revêtir cette action est alors à remettre en rapport avec la demande et les objectifs du patient, pour lequel nos actions ou questions paraissent souvent étranges et éloignées du problème qui le «préoccupe» et lui occulte les solutions.

Ce moment permet aussi de rappeler au patient le champ sur lequel notre pratique va porter, la méthode, les limites. Effectivement, il ne s'agit pas pour un magnétiseur de s'improviser psychologue sans formation préalable, ou un médecin de s'improviser aura-thérapeute. Aussi, cet échange préalable nous donne l'occasion de réorienter si nécessaire la personne vers une thérapie plus adaptée à sa situation si sa demande n'est pas en adéquation avec nos pratiques. Cela permet d'éviter les confusions et l'instauration d'un faux rapport consultant/thérapeute, chacun reconnaissant ses qualités et ses limites.

Objectifs de la séance

En fonction de tout le questionnement fait lors de l'anamnèse, l'objectif de la séance peut prendre une dimension différente, parfois éloignée de celle de la demande initiale du patient.

L'idée fondamentale est de tracer ensemble des objectifs concis et clairs. Cette construction en accord avec le patient est primordiale. En effet, celui-ci devient acteur de son soin, acteur de sa propre histoire. Il se met en condition pour accueillir un processus de transformation et s'autorise à explorer des propositions de relâchement et d'amélioration concrète de sa douleur en osant sortir de son confort, de son stress, ou des autres facteurs qui ont produit les conditions de la tension. Il se prépare à traverser une certaine ignorance, ou inconscience (corps/esprit), de cette part de lui-même qui le fait souffrir maintenant.

L'adaptation du praticien aux besoins et aux capacités de compréhension du patient permet alors l'établissement d'un programme pédagogique pouvant amener une progression dans le soin. La mise en place de ce programme se fait de préférence « avec » le consultant patient (ou « pour » si ce dernier n'a que de faibles ressources dans l'instant, accident lourd, handicap...).

C'est parce que praticien et patient se sont accordés sur un objectif que le travail lors de la séance va pouvoir être guidé par un axe structurant. De ce fait, même lors de changements de plans de réalité, ou de niveaux énergétiques, il y aura toujours un axe pour guider les choses et ne pas s'éparpiller parmi toutes les problématiques du patient (le guerrier-enfantin du thérapeute veille).

Car dans l'approche énergétique, on peut se retrouver à contacter des mémoires transgénérationnelles, des entités, des tensions auriques et toutes sortes de problématiques différentes qui ne pourront malheureusement pas toutes être traitées dans la séance.

Par ailleurs, l'objectif posé au départ de la séance a pour autre avantage de permettre une évaluation des changements en fin de séance et de proposer des exercices, des conseils ou une orientation vers d'autres praticiens. Cela remet encore une fois le patient au centre de son soin et de son chemin par la prise de conscience progressive des *Points Faisceaux* qui sont en jeu dans son mal.

Accord du patient

Obtenir l'accord du patient est essentiel pour ne pas être dans l'intrusion ou la violation de son espace personnel. Sans cette condition, il y a fort à parier que rien ne se passe (à moins d'un miracle). Car l'accord du patient est son premier pas vers lui-même (c'est parfois compliqué, je vous l'accorde). En y regardant de plus près et en incluant l'aspect pédagogique du soin, c'est même plus que l'accord du patient qui est à rechercher, c'est son adhésion. En effet, l'adhésion du patient à la pratique est un catalyseur puissant pour sa transformation. C'est un acte magique qu'il pose envers lui-même, et le thérapeute incarne la réussite de cette magie.

Gardons ainsi à l'esprit que dans la simple demande de soins réside un processus extrêmement puissant. La personne décide de faire un pas en prenant rendez-vous, un autre en se rendant au rendez-vous, encore un en se livrant dans l'échange…etc. Même si ce cheminement est mené habilement par le thérapeute, il est important de rendre au patient l'étincelle qui le pousse à simplement souhaiter un changement d'état.

Cette étincelle est très précieuse et délicate. Peu importent les détours que le thérapeute va faire en passant par des chaînes de *Points Faisceaux* connexes. L'idée est de chérir cette petite étincelle émise par le souhait primordial du patient. De l'encourager vers le progrès et de lui offrir ensuite un espace sécurisant afin que sa conscience (corps-esprit) puisse s'étendre et grandir. Qu'elle puisse détecter de mieux en mieux ses *Points Faisceaux* respirer (Grâce/Densité) et se libérer.

C'est donc de l'adhésion du patient au soin que dépend une grande partie du succès du traitement et de sa guérison. Cela apporte de la modestie au rôle du thérapeute qui propose simplement des phases de reconnaissance. Car c'est véritablement le patient lui-même qui fera son chemin de libération. Il en va de sa responsabilité et de son destin. C'est lui qui va faire avec application les exercices qui lui sont proposés, balayer ses peurs et ses doutes, lever ses vieilles mémoires, changer ses habitudes et s'autoriser à augmenter sa conscience.

Prendre soin de soi

En tant que thérapeute, il est nécessaire de savoir ce qui nourrit notre intérieur et nous permet alors d'être le plus présent possible. De connaître nos symboles ressource, de savoir les activer.

En fonction des champs que l'on veut aller visiter avec le consultant, nous devons être en mesure de travailler à relâcher et à reconnaître les chaînes de *Points Faisceaux* qui vont venir en résonance avec notre univers intérieur.

Ainsi, ce que l'on vit en résonance avec le patient, les syntonies vibratoires de nos chaînes de *Points Faisceaux*, sont aussi des occasions pour le praticien de prendre conscience de ses propres chaînes de *Points Faisceaux*. C'est pourquoi ce travail en séance va demander au thérapeute un débriefing intérieur et des moments de régénération et d'éclaircissement pour soi-même à travers la supervision, la méditation, le sport ou encore le ressourcement dans la nature qui révèle si bien les lois du vivant.

Chapitre 3

Les 7 étapes vers la libération énergétique

« Si vous voulez trouver les secrets de l'univers,
pensez en terme d'énergie, de fréquence et de vibration »

Nikola Tesla

Progressivement, nous avons ramené les aspects théoriques des *Points Faisceaux* vers des idées plus pratiques, plus concrètes, des exercices proches du corps, dont l'objectif est de développer une attitude d'écoute et d'accueil envers les phénomènes énergétiques.

Cette ambiance réceptive créée par le thérapeute est une base tout à fait nécessaire au soin. Mais surtout elle nécessite une réactualisation constante pour s'adapter à ce qui se présente dans les champs de perceptions. Car dans l'aventure énergétique il est possible de rencontrer une multitude de phénomènes, qui de prime abord peuvent surprendre et être considérés comme étranges. C'est d'ailleurs cela qui provoque souvent un engouement très fort pour celui qui découvre les phénomènes énergétiques.

Cette excitation est souvent très manifeste et le débutant cherche souvent à partager ses découvertes à des gens qui ne sont en rien réceptifs. C'est un peu comme d'avoir soulevé le voile du temps et capté quelques rayons de lumière originelle, c'est très excitant mais c'est seulement le début d'un long chemin initiatique.

La démarche de partage demande ainsi une certaine prudence. Ce n'est pas par hasard si pendant de longs siècles cette connaissance était l'apanage de quelques initiés. L'ésotérisme est par nature ce qui est caché, intérieur (du grec ancien esôteros, « intérieur »). Soyez simplement à l'écoute pour sentir avec qui il est juste de parler de ce thème.

Dans un cadre thérapeutique cela permet d'éviter des écueils et d'adapter son vocabulaire pour décrire les phénomènes perçus et de rendre leur compréhension utile au le patient.

1. Détection

Où m'amène mon intuition ?

La détection d'un Point Faisceau stagnant au regard de la conscience

Après l'anamnèse, l'observation est capitale pour se mettre en état de ressentir les points de densité ou de blocage. C'est le premier pas pour cheminer vers leur origine et opérer une libération énergétique.

Souvent ce qui est le plus délicat est d'observer la réalité telle qu'elle se présente, sans plaquer nos propres perceptions et nos propres résonances, même si ce sont nos outils de détection.

Mais où se passe effectivement le problème ?

« Tiens, c'est quoi cette posture vrillée sur un point de densité (organe dysfonctionnant ?...), cette tache, cette petite dépression sur la peau, cette zone un peu douloureuse entre le muscle et l'os, cette boule sombre dans l'aura à côté de la hanche, cet organe qui semble immobile et peser des tonnes...etc. »

En effet, il existe une multitude de *Points Faisceaux* stagnants dans notre corps et dans notre petite conscience de terrien fait de matière très dense. On peut les identifier sur le plan physique comme les percevoir en résonance sur des plans plus subtils. Qui de l'un ou de l'autre préside à l'état du patient ? C'est ce qu'il va être intéressant de détecter pour traiter le fond du problème.

Pour cela chaque thérapeute travaille à élargir sa grille de lecture et ses modalités de diagnostic.

Les méthodes de détection et de reconnaissance des *Points Faisceaux* qui sont à traiter varient selon les techniques et les praticiens:

- Certains optent pour un protocole répétitif (palpation globale ou ponctuelle, massages codifiés...etc.)

- D'autres lisent par intuition un endroit qui nécessite directement un contact (dans le corps physique ou dans les corps énergétiques)

- Ou bien l'anamnèse du consultant va conduire le praticien à lire au milieu des problèmes celui qui est signifiant et ainsi proposer un traitement (médecine, naturopathie, médecine chinoise...)

- Certains focalisent toute leur pratique sur un membre (pied, main, crâne...), et cherchent à détecter les stagnations dans ce membre qui reflète l'univers du patient.

- Dans les méthodes quantiques assistées par ordinateur, ce dernier fait un état des lieux vibratoire de différents points clefs sélectionnés par le praticien

- Enfin d'autres restent à distance et ne travaillent que dans les plans subtils.

Toutes ces approches sont intéressantes pour détecter les stagnations pathogènes des *Points Faisceaux*. Chacune travaille d'une autre façon avec les différents plans vibratoires de la personne (physique-émotionnel-spirituel) et chacune a son champ d'efficacité en fonction des pathologies et de la sensibilité des personnes[15].

Pour percevoir les *Points Faisceaux*, les praticiens utilisent de multiples outils : échange verbal, mains pour palper et/ou sentir l'énergie, observation, troisième œil, canal médiumnique, ressenti dans son propre corps des points de blocage de l'autre par déplacement de la conscience (système un peu intrusif mais utile qui nécessite l'accord du consultant pour se placer dans son champ), contact avec les esprits entourant de la personne (animaux, anges, guides...chaque culture a sa grille de lecture des énergies qui accompagnent). Les modalités d'approche des phénomènes énergétiques sont variés et non limités à cette liste, inventez, inspirez-vous !

Ressentir les Points Faisceaux en Soi

Pourquoi ressentir les Points Faisceaux sur le plan intérieur?

L'idée du ressenti personnel du praticien est simple. Plus le thérapeute est capable d'identifier les liens entre son corps et son esprit, plus sa conscience (corps-esprit) augmente. Plus sa conscience augmente, plus sa sensibilité se développe et plus il va être en mesure de laisser résonner l'autre en soi pour finalement lui proposer des chemins de résolution, de dissolution, de compréhension et de transformation.

---

[15] cf. Clara Naudi, Idriss Lahore, « réconcilier les thérapies »

Comment ressentir les Points Faisceaux sur le plan intérieur?

Sentir les *Points Faisceaux* en soi c'est d'abord s'autoriser un moment quotidien dédié à cela. C'est un rituel de reconnaissance de sa situation émotionnelle et corporelle du moment. Cela peut se faire de plusieurs façons : par la méditation, en se touchant avec les mains, par les arts du corps ou par des rituels comme une simple douche par exemple. Il s'agit juste d'offrir un moment d'attention consciente à son corps physique, de ressentir qu'il vibre de telle ou telle manière dans tel endroit. Qu'il est dense et tendu par ici, aveugle à la conscience par là en ce moment.

Cet instant rituel permet aussi de reconnaître les agitations émotionnelles du moment en faisant le point sur ce qui trouble la paix de l'esprit.

Au fur et à mesure de la pratique, il est possible de laisser aller l'intuition vers les correspondances entre le corps et les émotions qui sont connectés, entre les corps énergétiques et le corps physique.

Voyager dans ses corps énergétiques demande d'avoir bien intégré l'état de guerrier-enfantin pour ne pas se laisser enfermer dans des boucles de l'ego et risquer de créer des « fausses vues » plutôt que de dissiper les illusions.

En effet, le pouvoir de création de notre esprit est grand et si nous ne sommes pas suffisamment vigilants, nous le programmons à être quelque chose que nous ne sommes pas. Déjà que nous dépensons une énergie considérable à le programmer sur des schémas de névrotiques…C'est pourquoi il est sage de revenir le plus possible aux choses tangibles et physiques une fois les circuits identifiés. Surtout au début, ne restons pas indéfiniment dans l'énergétique subtile. Simplement passons-y. C'est comme y faire des sauts pour ensuite revenir au plus près du corps, dans la sphère des énergies plus denses que l'on peut toucher et matérialiser.

Cultiver son bestiaire et son imagination

Quand on se glisse dans le monde énergétique, il va y avoir toute une variété de symboles qui vont apparaître (en Soi, autour du patient, autour de Soi…). La diversité des symboles est très grande et demande de pouvoir être décryptée sans « vue fausse ». C'est en ce sens que Carl-Gustave Jung a développé sa théorie des archétypes. Il nous montre que nous utilisons des forces symboliques pouvant revêtir des formes variées selon les cultures mais qui sont en réalité différentes facettes d'un même concept général, d'une énergie multi-face. Comme par exemple la Vierge Marie qui se décline en différentes figures féminines, Quan Yin, Pacha Mama selon les cultures. Ce sont des forces qui, malgré une apparence différente, génèrent une présence énergétique, une vibration similaire.

Ainsi, selon la tradition à laquelle nous sommes connectés, les énergies seront concentrées dans un certain symbole. Tout le travail est alors de s'attacher à reconnaître quotidiennement différents types d'énergie. De s'intéresser aux cultures, aux dieux, à la spiritualité.

Par exemple, si je passe devant une Vierge Marie tous les matins, je me connecte à elle plus ou moins longtemps pour en sentir la présence. Si je passe devant un arbre, je me mets en lien chaque jour et je l'observe évoluer dans les saisons. Avec un chat ou un chien, idem. Quand je regarde la télévision ou un film, je nourris mon imaginaire de toutes sortes de créatures qui ont des énergies particulières et je les classe dans ma banque de ressentis. Et ainsi de suite pour les espèces végétales, animales, humaines et imaginaires.

Cet exercice de classification peut-être simplifié avec l'œil du dessinateur de caricature qui fait ressortir les traits forts d'une émanation énergétique.

Pour élargir son bestiaire (catalogue des bêtes réelles et imaginaires), il est encore possible de se centrer sur une tradition proposant toutes sortes d'énergies (telle que la mythologie grecque, indienne, chrétienne...ou la science-fiction, les mythes arthurien ou scandinave). Ou bien se nourrir de façon transversale en se tournant vers différents horizons. Chacun son style, l'important étant en définitive de discerner et reconnaître des archétypes énergétiques et de trouver ce qui est au fond de Soi le plus signifiant et comment cela se décline pour des patients de cultures différentes.

Ainsi au regard de la théorie des *Points Faisceaux*, tous les concepts et formes imaginables sont des émanations énergétiques. A chacun de travailler à la différenciation de ses idées, symboles, émotions et objets variés pour ensuite avoir la possibilité d'offrir un accompagnement le plus adapté au patient, afin de l'amener à reconnaître et intégrer l'énergie contenue dans une force qui lui appartient et qu'il puisse la transformer.

Une possibilité de traitement consiste alors à inviter la personne à décrire et à formuler en elle-même l'image contenant la charge énergétique que l'on est en train de sentir. Cette reconnaissance permet au patient l'identification d'une sensation physique reliée à un symbole en activité. Ainsi s'ouvre une voie vers la transformation et la réappropriation d'énergies préalablement bloquées. Nous y reviendrons au travers du processus de spiralisation.

Pour conclure, la meilleure façon de repérer les *Points Faisceaux* est non pas de les chercher, mais d'être suffisamment disponible pour les laisser apparaître (état de guerrier-enfantin), puis de les reconnaître grâce au travail de discernement des différentes énergies (travailler son bestiaire). Et enfin, ne pas oublier de prendre le temps et l'espace pour Soi. Permettre l'intégration des nouveaux ressentis vécus lors des séances. Séparer et trier les énergies qui nous nourrissent de celles qui nous aspirent. Pour ces dernières s'orienter vers un travail de transformation, supervision ou

Comment ressentir les Points Faisceaux sur le plan extérieur ?

C'est au travers de l'intuition que vont se présenter les *Points Faisceaux* du patient. Puis la conscience du praticien propose le décryptage des sensations en fonction de ses propres signaux internes, de ses codes (picotement, syntonie d'organe, entités visibles…).

Laissez divaguer les mains, les 3 yeux, essayez de faire le vide au maximum et affranchissez-vous des techniques de soin apprises. Ne rien souhaiter, ne rien vouloir, juste être en présence.

Grâce à l' « ancreliage », se relier à l'intelligence supérieure. Non pas celle qui analyse, dissèque et sépare, mais celle qui est composée du préfixe inter- (entre) et du verbe lĕgĕre (lire). Lire entre les choses. Lire entre les muscles, entre les différentes énergies, entre les chaînes. Percevoir les vibrations qui émanent de tel ou tel endroit. Percevoir l'invisible et tout ce qui se présente au moment du soin.

L'objectif est d'observer les interrelations des *Points Faisceaux* entre eux, de percevoir l'architecture, la texture, la couleur, les odeurs des *Points Faisceaux*....les laisser venir à la conscience sans les juger, de façon la plus équanime possible.

Puis de s'arrêter brièvement sur les résonances qui sont les plus légères d'abord. Commencez par les zones où l'énergie est la plus fluide pour permettre la construction d'un espace de sécurité et de ressource. Partant de là, il est possible d'aller progressivement vers les résonances plus figées, sombres et chaotiques, en sachant qu'il y a non loin de là un appui stable et positif pour « ramener la personne » au cas où sa conscience (corps-esprit) est trop happée par son chaos intérieur.

Ainsi, ressentir ce qui se passe c'est lire l'environnement du consultant, avec les mains, les yeux, les oreilles, le nez, avec les ressentis de tout le corps (selon le don que vous cultivez). Sentir où et comment cela résonne en nous pour traiter l'information avec le plus de neutralité envers l'autre et se placer le plus justement possible avec amour envers Soi et l'Autre.

S'exercer à ressentir les Points Faisceaux

1) Ressentir l'énergie de son propre corps avec les mains.

Quelles sont les différentes ambiances des différents endroits de mon corps, quels en sont les niveaux de conscience (jusqu'à quelle profondeur puis-je descendre mon propre focus dans cette zone?)

2) Ressentir l'énergie de son corps sans les mains.

Dans les situations de la vie quotidiennes, travailler l'ancreliage et, de là, percevoir les flux d'énergie qui nous sont envoyés par résonance par les autres personnes, plantes, animaux...etc.

Compléter sa bibliothèque des ressentis et différencier les phénomènes, les émotions.

Joindre les ressentis et les parties du corps qui résonnent avec ce qui est observé, entendu, senti (olfactif), de la façon la plus détachée possible.

Pour ce qui est de l'invisible et de ce qui appartient à d'autres plans (entité, luttes anges/démons...etc.), attention à reconnaître, mais pas forcément jouer avec ou trop vouloir interagir avec l'ego.

Car dans ces mondes il faut une force intérieure solide et construite pour ne pas risquer sa santé. Ainsi il va falloir énormément travailler sur la justesse d'action, l'ancreliage et être accompagner par des forces supérieures pour ne pas laisser des plumes dans les plans subtils. C'est d'ailleurs pour cela qu'ils ne sont accessibles qu'après une initiation dans la plupart des traditions.

Au besoin, il est toujours possible de s'entourer de personnes ayant les capacités d'action dans ces plans (chamanes ou autres passeurs d'âme) et de se faire aider personnellement pour progresser et/ou d'y envoyer des émissaires au besoin. Là aussi, l'union peut faire la force.

De même pour travailler son ressenti il est important de ne pas chercher à tout prix les sensations. Ce qui doit apparaître entre la personne et vous apparaîtra, dans le temps qui est nécessaire et bénéfique. Simplement accueillez ce qui se présente, et relâchez le mental (c'est cela qu'il faut exercer le plus), écartez le « vouloir faire à tout prix ».

2. Le focus

> Où est placée mon attention ?
>
> *
>
> Que perçoit ma conscience ?

Qu'est-ce que le focus ?

Le focus est un point plus ou moins large sur lequel se place mon attention. Il est le faisceau de la conscience qui se place sur un objet. Ce point d'attention est variable en taille et en intensité. Ce jeu de conscience est donc un jeu d'échelle et de variation de puissance qui conduit à un placement le plus adapté de la conscience.

Par exemple, si je regarde un *Point Faisceau* particulier (point de tension physique ou énergétique), ma conscience (corps/esprit) et mon intuition sont attirées par cette chaîne de *Points Faisceaux*. Afin de rechercher le *Point Faisceau* singulier qui gouverne la tension, je laisse mon intuition guider le rayon de mon focus et c'est grâce au lâcher prise et à l'ancreliage que je suis en mesure d'ajuster mon focus (direction, ouverture, intensité) à la nécessité du phénomène qui se présente devant moi.

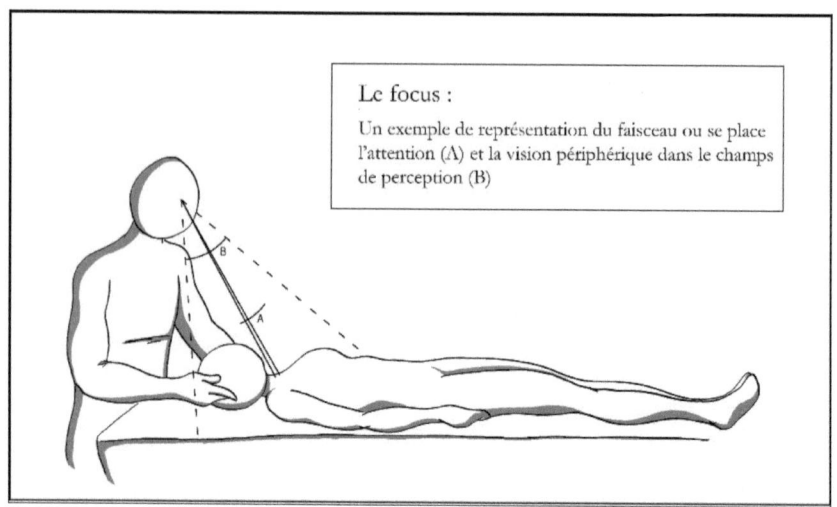

Le focus :

Un exemple de représentation du faisceau ou se place l'attention (A) et la vision périphérique dans le champs de perception (B)

Dans ce ressenti intuitif, il y a possibilité de faire varier le focus pour l'ajuster mais aussi pour commencer à suivre les transformations. Veillez simplement à ajuster les variations de focus sans perdre votre « ancreliage » en suivant les variations infinies des chaines de *Points Faisceaux* ».

A l'inverse, le maintien du focus en un endroit donné peut permettre, selon les cas, de garder une ligne cohérente et rassurante dans la continuité du soin. Car, en considérant les choses les unes après les autres, il y a le temps nécessaire pour qu'elles soient reconnues sur plusieurs plans et intégrées plus en profondeur. Dans ce cas, restez vigilant à ne pas entrer en stagnation, avec un focus trop longtemps verrouillé à un endroit. Effectivement, cela pourrait comprimer le processus de spiralisation et de transformation que nous détaillerons au chapitre suivant. La focalisation trop forte relève souvent d'un rapport au pouvoir dans le soin, une sorte de volonté trop focalisée, de « bien » faire ou de « vouloir », consciemment ou pas, quelque chose pour l'autre. La démarche de retrait est alors essentielle pour remettre chacun à sa place, chacun dans son axe et dans son espace, en instaurant alors un échange assaini et libérateur.

Ainsi, le focus est subtil et répond des 2 paramètres : ouverture et intensité.

Pour garder le tout assez souple et ouvert lors de la focalisation sur un *Point Faisceau* singulier, il est possible d'utiliser un double focus.

Pour cela il suffit de laisser divaguer la perception autour du *Point Faisceau* tout en maintenant la concentration sur le point en lui-même. Un peu comme la mère qui fait ses tâches en sachant que son enfant joue à côté, il y a une sorte d'ouverture large presque dédoublée. De cette façon, les variations d'énergie qui dansent dans le champ visuel large sont perceptibles, sans pour autant dévier l'attention du *Point Faisceau* principal. Cela aussi longtemps que nécessaire pour le patient et sans figer l'énergie par trop de focus. Dans ce jeu d'équilibre subtil, il y a une justesse intuitive à travailler dans l'écoute, le respect et le lien à l'autre.

Il est possible de placer cette notion de focus dans différentes autres techniques de ressenti et de focalisation. Par exemple, l'une d'elle consiste à utiliser la résonance de plusieurs de nos Chakras, comme des yeux qui sentent différents niveaux d'énergie. Cela permet d'entrer en sympathie avec les chaînes de *Points Faisceaux* du consultant. Mais cette technique est assez périlleuse, car elle demande de « tenir fermement un *Point Faisceau* central » tandis que la conscience se promène vers les autres capteurs (chakras).

Cette technique est un peu plus périlleuse à ressentir. Elle nécessite beaucoup de pratique intérieure pour ne pas perdre l' « ancreliage » lors de son utilisation. Mais elle propose une visée plus lointaine de l'action thérapeutique. Cet état peut parfois arriver involontairement dans certaines situations de soins (ouverture du troisième œil, syntonie avec la hauteur du hara du consultant et ses variations, clair ressenti). Si cela arrive par surprise, c'est que c'est le moment !

Veillez simplement à conserver l'ancreliage, sans trop plonger dans la fascination de la découverte ni dans l'intrication avec le patient. Gardez vos distances pour ne pas céder à la collusion et au pouvoir. Plus on avance sur le chemin des ressenti, plus le fil sur lequel on évolue est mince.

Le Focus en pratique

Quel est le *Point Faisceau* ou la chaîne de *Points Faisceaux* où se focalise l'attention ?

Alors que nos récepteurs ont ressenti des *Points Faisceaux*, qu'ils ont perçu beaucoup d'informations, à un moment intervient une prise de décision de la part du thérapeute. Cela peut être guidé par un raisonnement très rationnel et/ou intuitif, mais va forcément concentrer l'attention du thérapeute sur un *Point Faisceau*.

Ainsi se posent en feed-back pour le praticien **les questions relatives au placement du focus:**

- Où se place mon attention ?

- Où se place ma conscience?

- Quelle intensité est-ce que je place à tel endroit?

- Qu'est-ce que le consultant est capable de supporter maintenant?

- Quel est le plan que je vise (physique, émotionnel, spirituel) ?

- Quelle est la couche éthérique où se trouve le nœud du problème ?

- Comment le consultant m'y emmène et par quel chemin ?

- Et enfin, par quel chemin et jusqu'où est-ce que j'accompagne la redescente de cette information subtile vers le consultant ? Avec un focus serré ou large ? Directif ou ouvert ?

Toutes ces questions ne sont bien évidemment pas à se poser lors des séances. Autrement le lâcher prise risque d'être difficile. Elles ne sont là que pour vous permettre d'imaginer des situations et prendre du recul sur la pratique. **Simplement reconsidérer son placement, sa position et l'accompagnement proposé.**

Pour cela on peut s'ajuster en se demandant :

- Où se place la conscience du consultant pendant que je déplace mon focus ?
- Est-ce que nous sommes encore en connexion dans le plan où je travaille, ou est-il sur un autre plan ?
- Sa conscience peut-elle tirer bénéfice à se placer dans ce plan (physique, émotionnel, mental, astral....) ou est-ce qu'il est intéressant de le ramener à sa densité par une question ou un toucher particulier afin qu'il reconnaisse le fonctionnement d'un phénomène énergétique plus lointain?
- Est-ce que je suis en train de focaliser de façon intuitive ou analytique ?

Pour sentir où se place le focus, il est intéressant de s'exercer à identifier différents types de vibrations, d'énergies ou d'ambiances, encore une fois enrichir son bestiaire, sa banque de donnée vibratoire.

A quelle vibration connue ressemble ce que je ressens maintenant (lymphe, sang, os, muscles...énergie, magnétisme, courant électrique subtil) ?

Dans cette reconnaissance, il est paradoxalement prudent de garder un esprit ouvert pour ne pas passer à côté des nouveautés. Car il est possible de découvrir de nouvelles sensations énergétiques si nous ne cherchons pas à tout prix à classer un ressenti dans une case déjà connue. En effet, dans les mondes énergétiques, nous avançons souvent comme des aveugles au milieu d'un cagibi rempli d'objets insolites qui s'inspirent de l'infinie variété des mondes.

Alors, puisque c'est ainsi que l'on fonctionne, chacun peut donner libre cours à sa créativité et s'inventer des exercices, des jeux du quotidien pour percevoir les signes, les symboles, les ambiances, et ajuster son focus pour tracer différents contours. S'efforcer de décrire au mieux ses perceptions pour éventuellement les proposer aux patients et tester si cela leur inspire quelque chose dans leur histoire.

Exercer son focus

1) Fixez la flamme d'une bougie placée dans un endroit sombre pendant plusieurs minutes. Essayez de ne pas cligner des yeux et de maintenir la concentration sur la flamme. Au fur et à mesure, vous pourrez non seulement voir la flamme, mais également le halo de lumière qui l'entoure.

2) Se focaliser sur un point du décor ou un objet tout en en maintenant une attention sur la périphérie. Je travaille vers un point mais je suis conscient de ce qui résonne autour, en lien avec ce point. Ajustez les différents zooms en termes d'intensité.

Quel dosage et quelle ouverture vers le point central ?

Quel dosage et quelle ouverture pour la vision périphérique ?

Faites varier les paramètres.

3. La reconnaissance des Points Faisceaux

> Quelle est la nature de ce que je détecte ?
>
> *
>
> Comment ma pratique amène-t-elle le patient à la reconnaissance intime du *Point Faisceau* focalisé ?

Qu'est-ce que la reconnaissance ?

La reconnaissance est un processus d'identification qui éclaire une zone assombrie de la conscience (corps-esprit). Dans les soins, elle porte deux aspects différents. D'une part, ce que le thérapeute ressent et, d'autre part, ce que le patient porte à sa conscience.

Pour le praticien :

Dans la reconnaissance, le praticien va alors avoir un travail de discernement des phénomènes (matière, énergie, type de fluide...etc.). Il va cultiver ses ressentis physiques et son bestiaire symbolique, de façon à proposer au patient différentes visions de son problème, plusieurs façon de porter à la conscience, de reconnaître l'origine de son problème.

En soins, cela se traduit par le déroulé suivant :

- L'intuition du thérapeute, le protocole ou un autre mode de détection porte l'attention vers un *Point Faisceau* singulier.
- La conscience du thérapeute se place avec un certain focus à cet endroit. C'est ici et maintenant. Le réflexe d'autorégulation du patient porte l'attention, le focus et le traitement du thérapeute sur un certain chemin jusqu'à ce que se présente très précisément un *Point Faisceau* plus dense qui organise le problème du patient.
- La conscience du thérapeute se pose sur ce *Point Faisceau* singulier et il teste la réaction du patient pour savoir si cela est juste.

Pour le praticien, c'est cela la reconnaissance. C'est souligner à la conscience (corps-esprit) du patient le point d'origine de son trouble. De cette reconnaissance pourra naître une éventuelle transformation ou une réorganisation de la part du patient (et parfois aussi du thérapeute).

Pour le patient :

Du point de vue du patient, la reconnaissance est un état d'acceptation, de conscience (corps-esprit) de ce que lui enseigne sa douleur. Dans cette étape, la libération n'est pas encore survenue. Mais la conscience (corps-esprit) du patient a capté une cause de dysfonctionnement. Ce n'est peut-être pas la seule, mais c'est le début du chemin vers la libération énergétique de certains *Points Faisceaux* qui demandent souvent un accompagnement ultérieur.

Ainsi, dans l'état de reconnaissance, des *Points Faisceaux* à l'origine du mal sont éclairés par le feu de la conscience (corps-esprit). A partir de là, tout peut aller très vite selon les facultés du patient, du praticien et des liens présents dans l'instant.

S'exercer à la reconnaissance des Points Faisceaux

Il y a des rapports entre ce qui passe par la tête du praticien et les réactions du corps du patient. Cela se fait par des échanges énergétiques conscients ou non.

Lorsque le thérapeute est en présence d'un point de blocage, il peut interroger le patient (silencieusement par la pensée ou verbalement) sur différentes origines possibles du trouble (sur les trois plans physique, émotionnel, spirituel) et sentir si le corps reconnaît comme juste ce qui est énoncé. C'est le principe du réflexe kinesthésique.

Aussi, pour le praticien, il est intéressant de s'attacher à développer ce ressenti kinesthésique. Soit matérialiser par le bras, les doigts, ou même les tissus proches des blocages énergétiques.

4. Accompagnement

Quel chemin se déroule sous les yeux du
praticien ?

*

...Dans les ressentis du patient ?

Une fois les *Points Faisceaux* reconnus par la conscience (corps-esprit) du patient, l'accompagnement vers la libération commence.

Accompagner le patient, c'est aller ensemble d'un état vers un autre état. C'est parcourir un chemin ensemble. Le praticien va pour cela s'approcher au plus juste de la personne et de son réflexe de régulation. Ni trop loin ni trop proche, en équilibre sur un fil, « ancrelié » profondément dans la terre, loin dans le ciel et intensément présent.

Se placer dans le temps du patient et l'accompagner durant son voyage vers SOI

Accompagner le patient, c'est se placer dans son temps. C'est être capable de modifier et d'adapter sa propre perception du temps, s'autoriser à créer un espace commun entre praticien et patient. C'est une nappe énergétique, une bulle, une couche particulière, une ambiance dans lequel patient et thérapeute évoluent ensemble. Cette nappe énergétique est un monde ouvert sur l'infinité des possibles, un peu comme une sorte d'état hypnotique.

Dans cette nappe énergétique qui se crée au fur et à mesure de la séance, le thérapeute évalue le contexte du patient et place son action, ajuste sa distance pour amener progressivement le patient vers l'activation de son réflexe de régulation et la prise de conscience des *Points Faisceaux* qui se manifestent.

Cette nappe énergétique permet l'écoute énergétique pour répondre à différentes questions contextuelles :
Est-ce que je peux approcher son corps de ce côté ? Est-ce qu'ici c'est plus difficile? Plus facile ? Alors je déplace mon corps, mon focus. Ici, à cet endroit le champ d'énergie semble plus ouvert, plus accueillant. Je peux me placer. J'avance mais il y a une résistance. Dois-je tonifier, dissiper ou harmoniser ce point, cette zone ? Ou bien est-ce plus juste de la contourner et de proposer au patient une autre entrée pour accéder plus facilement au *Point Faisceau* ensuite ?

Dans cet espace-temps qui constitue la nappe énergétique, il est important d'être en accord avec sa pratique et ses techniques. Car selon les nappes énergétiques créées et les nécessités du moment, le thérapeute peut être amené à utiliser différents types de techniques d'accompagnement: impulsives, dissipatrices, plus fortes, plus douces, en surface, en profondeur, en état hypnotique, avec des suggestions, en état conscient, avec des interrogations (vous pensez à quelqu'un en particulier là maintenant ?). Toujours dans l'optique d'associer ressenti du corps et sensation de l'esprit.

La nappe énergétique mise en place lors du soin sert de toile ou de réseau sur lequel voyagent les énergies. Celles du patient qui cherche sa résolution et celles du thérapeute qui détecte, reconnaît et accompagne en conscience (corps-esprit).

Cette toile, que certains thérapeutes appellent « champ quantique », permet également au patient d'entrevoir des solutions au-delà de sa douleur et des limites qu'il se pose afin de progresser sur son chemin d'âme. Comme le disent plusieurs maîtres et traditions : « Souvent le corps tombe malade pour nous permettre de soigner notre âme ».

Il y a des séances où le thérapeute peut rencontrer des difficultés à poser cette nappe et/ou à la maintenir. Tout simplement patients et thérapeutes sont des humains soumis à certaines limitations qu'ils se créent et qui brouillent le lien entre eux et leur propre accès à l' « ancreliage ».

Dans ce cas, l'alchimie qui s'opère dans une nappe énergétique est réduite et il y a le risque de la stagnation. Le thérapeute tente alors d'ajuster intelligemment sa pratique pour s'adapter au niveau de conscience dans lequel le patient va pouvoir faire un pas en plus vers sa conscience (corps-esprit).

Ainsi l'accompagnement du patient par le thérapeute consiste en une adaptation de la technique thérapeutique aux possibilités offertes par le contexte énergétique. Ici l'accompagnement se fera plus dans les basses fréquences, dans la densité de la matière, là où le patient aura une chance de progresser et, pourquoi pas, d'envisager une montée en fréquence graduelle durant le soin.

Par ailleurs, il est tout à fait possible que l'action thérapeutique menée sur des basses fréquences résonne jusqu'aux plans plus subtils. Ou au contraire, il y aussi le cas de certains patients qui souhaitent être aidés mais refusent de lâcher prise, de se laisser aller, pour accéder à leur réflexe d'autorégulation. Le travail d'accompagnement est alors différent car souvent ils attendent des solutions très pragmatiques sans chercher à modifier leurs conditions de vie ou leurs conditions intérieures. L'accompagnement peut alors prendre plus de temps en cas de position réfractaire.

Aussi est-il parfois nécessaire de se rendre à l'évidence que nos propositions de techniques et de nappes énergétiques ne sont pas en corrélation avec leur énergie du moment où leur approche de la vie. L'accompagnement passe alors par une proposition de réorientation vers d'autres praticiens. La magie de l'accompagnement pourra alors peut-être mieux opérer avec quelqu'un d'autre ou dans un autre contexte et leur permettre une transformation.

En tant que thérapeute, il est important de toujours garder à l'esprit que personne ne sauve personne. Seule une personne consciente se sauve d'elle-même quand elle est prête à le faire, quand elle aura fait suffisamment d'aller-retours entre ses états de grâce et ses états de densité. Suffisamment de respirations (grâce-densité) pour rendre à chaque fois plus clairs et conscients (corps-esprit) les blocages, et accepter une libération possible pour les dépasser. Le trouble se dépasse quand il est possible de placer entièrement les *Points Faisceaux* stagnants dans l'immense feu de la conscience (corps-esprit).

Si on observe bien, nous créons des nappes énergétiques en permanence, des émissions de niveaux vibratoires qui nous mettent en lien avec différents aspects du monde réel et des plans subtils. La spécificité du thérapeute, c'est de conscientiser cela avec un objectif précis selon la demande du patient.

S'exercer à ressentir et créer une nappe énergétique

Dans une danse de couple, comment trouver la juste place entre la guidance et la liberté, les désirs d'aller vers tel ou tel endroit et la réelle possibilité des mouvements corporels et des aptitudes de chacun...sans trop forcer la mécanique?

Prendre le pouls, c'est prendre le temps de rentrer dans une sphère spatio-temporelle commune. Comme dans la prise de pouls chinois ou tibétaine où il y a six capteurs à écouter sur trois profondeurs pour diagnostiquer.

Dans une promenade, synchroniser ses pas avec quelqu'un d'autre, sans pour autant nuire de trop à l'élan de ses propres mouvements en partageant pendant un temps la même vitesse de cheminement.

L'attention, sans intention pour accompagner les mouvements

Un fois la nappe d'accompagnement posée, il y a une vraie importance dans la façon d'appliquer les techniques. On observe facilement des bons résultats quand la démarche thérapeutique est attentive toute en étant désintéressée. Quand l'attention portée sur les *Points Faisceaux* est faite sans intention égotique de « vouloir » ou « pouvoir », mais juste avec une attention sincère.

Cette attitude est un paradoxe en soi car il s'agit de placer de l'attention dans un geste thérapeutique mais avec la plus grande ouverture énergétique et mentale pour ne pas placer d'intentions telles que : je veux le guérir ! Il me faut libérer cette tension ! Je veux lui donner de l'amour ! Je vais lui faire tourner son chakra dans tel sens…etc.

Même si le thérapeute a une certaine expertise et propose une première intention dans son soin pour identifier, diagnostiquer, positionner le patient, une fois impulsée, la mise en pratique de la technique sera ouverte, sans intention.

Cela se rapporte à l'idée du lâcher-prise et prend ici une certaine forme de non-agir. Ce n'est pas ne rien faire, mais plutôt poser l'action juste dans le temps juste. En se laissant traverser par ce qui se passe au travers du canal, le thérapeute devient passeur. Il tente de ne pas rester accroché à ses idées, ses concepts, ses techniques et il se désintéresse du résultat. Cela l'émancipe et libère son intuition.

Cette attitude ouvre le champ des possibles. C'est un état proche de la méditation qui laisse le corps du thérapeute être l'instrument de ce qui doit être fait ici et maintenant. Bien sûr cela demande d'avoir intégré le mode opératoire des techniques pratiquées par un travail répétitif et ensuite de s'en soustraire et libérer le flux intuitif qui traverse le soin.

Pour cela, il est nécessaire d'être présent, sans être trop présent. Attentif, mais sans trop focaliser. Accompagner sans trop diriger. Simplement en reconnaissant ce qui est ici et maintenant sous les mains et en accompagnant les flux d'autorégulation du patient dans la nappe énergétique qui est créée.

C'est savoir ce qui se passe en étant le plus idiot possible. Le thérapeute est un artiste qui évolue en permanence sur un fil pour tenter d'apporter à la conscience (corps-esprit) du patient la reconnaissance d'un état de plus en plus proche de l'équilibre.

> *« Dans son travail l'artiste doit tolérer le vide et agencer le chaos. »*
> Katiouska Kuhn- Artiste-performeuse

Exercer l'attention sans intention

C'est un peu comme approcher les animaux plus ou moins sauvages ou peureux. Trouver l'état en soi permettant d'aller vers la caresse, sans que l'animal ne fuie ou ne morde.

C'est aussi l'attention en apparence désintéressée du vendeur qui tout de même guette le client pour savoir quand placer ses intérêts.

C'est l'ouverture bienveillante d'un père ou d'une mère qui propose les nécessitée de l'instant à son enfant sans projeter une quelconque idée de résultat.

…trouvez vos propres exemples et partagez-les !

L'accompagnement en fin de séance

Nous le verrons de façon plus précise dans le paragraphe suivant, mais d'ores et déjà il est intéressant de sentir que l'accompagnement dans le cadre d'une séance s'achève avec une réintégration des informations dans le corps physique. Quelle qu'ait pu être l'intensité énergétique du soin, le patient doit repartir en état vigile et non pas flotter trop loin sur les nappes énergétiques contactées pour le soin.

Les nappes énergétiques que le thérapeute propose au patient pour qu'il conscientise ses *Points Faisceaux* demandent à être plus ou moins dissoutes à la fin du soin pour permettre au patient d'être présent dans l'instant, incarné. Pour cela, l'accompagnement dans la descente est important et pourra parfois revêtir des formes plus énergiques, toniques ou directives pour ramener la personne ici et maintenant, tout en lui permettant d'emporter le bénéfice du soin.

Nous verrons ce type d'accompagnement lorsque nous traiterons de l'Intégration dans le chapitre suivant. Avant cela intéressons-nous au relâchement et la spiralisation qui naissent de l'accompagnement.

5. Le relâchement ou la spiralisation.

> Comment se manifeste la libération énergétique ?

Une fois le réflexe d'autorégulation du patient contacté, reconnu et accompagné, il est possible de ressentir un mouvement de relâchement ou d'expansion spiralée, à la fois dans les tissus, dans l'énergie du patient et/ou dans l'ambiance qui entoure le soin. Ce mouvement est un élan d'énergie qui propulse le *Point Faisceau* vers un changement d'état (grâce-densité).

Ainsi, relâchement physique, psychique et spiralisation énergétique sont les processus qui suivent la reconnaissance de la nature des *Points Faisceaux* par la conscience (corps-esprit). Cette « sortie de l'ignorance » ou « entrée en conscience » se manifeste énergétiquement sous forme de spirale. Emportée par le tourbillon de la vie, la douleur ou la tension qui hantait une certaine zone vient toucher un état de grâce temporaire (respiration) ou définitif (libération).

Cet état de grâce sera plus ou moins permanent en fonction de ce que la conscience (corps-esprit) du patient a reconnu et du contexte extérieur dans lequel il est placé à cet instant.

Plus simplement, quand les contextes externes et internes sont assez favorables pour dissoudre la chaîne de *Points Faisceaux*, le patient accède à un état de grâce plus ou moins durable.

Donc, la spiralisation est possible parce qu'il y a eu l'ouverture d'une brèche de conscience dans le système de *Points Faisceaux* qui est figé, contracté, dense, malade, et qu'un zeste de conscience (corps/esprit) a pu se placer à cet endroit pour s'autoriser une respiration du *Point Faisceau* et le laisser changer d'état (grâce/densité).

Cette transformation ouvre l'espace autour de la zone qui accède à la grâce (cf. schémat). C'est alors que l'on peut ressentir l'ouverture de l'espace énergétique, l'amoindrissement de la densité et l'apparition d'une sensation de libération et de légèreté dans l'espace. Des soupirs peuvent naître, des craquements dans la pièce ou d'autres signes indicatifs qui vont célébrer la libération d'une chaîne de *Points Faisceaux* de sa densité.

Le thérapeute accompagne le processus de spiralisation de la façon la plus équanime possible. Ce mouvement spiralé n'appartient pas au thérapeute ou à son action car il existe depuis toujours. Il ne fait que passer ici-maintenant.

C'est là tout le travail que dynamise le lâcher prise. L'attitude d'accueil dans laquelle se place le thérapeute pour ouvrir encore plus l'espace et le champ de conscience. Son attention de départ, bien qu'elle ait créé les conditions de la libération, ne doit pas être vécue comme une action relevant de son unique intervention. Il se doit de partager le résultat de la transformation avec plus grand que lui.

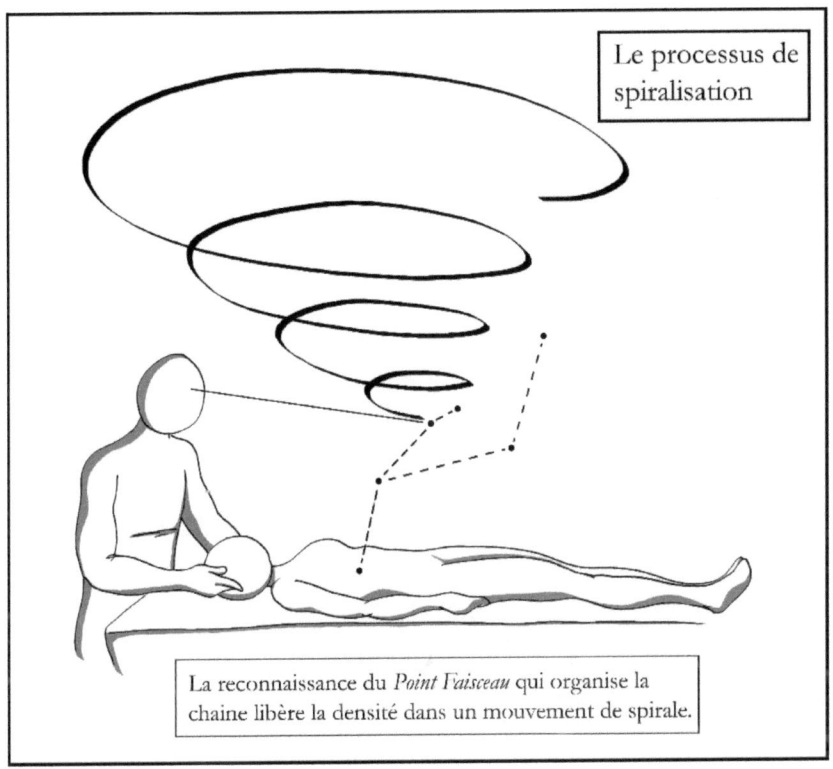

La reconnaissance du *Point Faisceau* qui organise la chaine libère la densité dans un mouvement de spirale.

La spirale qui s'ouvre vers l'état de grâce s'élève librement et pourra alors atteindre différents niveaux de conscience ou plans vibratoires. Cela va dépendre du moment présent et de la reconnaissance dont la conscience (corps-esprit) du patient est capable dans cet instant.

De même, la hauteur des plans contactés sera aussi liée à la capacité d'accompagnement du thérapeute vers ces plans vibratoires plus élevés.

Attention à l'ego ! Ce n'est ni exclusivement grâce au thérapeute qui est allé se placer sur tel plan, ni uniquement du fait du patient ayant conscientisé la respiration du *Point Faisceau* que va s'élever la spiralisation. C'est un mouvement qui apparaît parce qu'il y a un échange dynamique entre patient et thérapeute dans un espace-temps libre et ouvert (un champ quantique) relié à une conscience plus vaste.

Pourquoi une spirale ?

La forme spiralée est très présente dans l'univers. On la retrouve dans la constitution de presque tous les éléments du vivant, de la structure de l'ADN au développement du fœtus dont les membres se déploient en grandissant, en passant par l'organisation du mouvement des masses d'air dans l'atmosphère, de la forme de notre galaxie ou encore des fibres musculaires qui entourent les os, de l'énergie au niveau des points d'acuponcture aux vortex énergétiques de la terre et au mouvement de l'eau qui emprunte un siphon.

En soins, la naissance de la spirale de relâchement peut provenir de différents niveaux. Ainsi, quand un mouvement de libération se manifeste, la spirale peut commencer depuis le corps d'où la technique est pratiquée ou là où le focus est posé. Il peut aussi provenir des couches énergétiques en lien avec le problème traité au niveau corporel tel que dans l'illustration précédente.

Exercer son ressenti et accompagner la spiralisation

1) Pour ressentir les spirales sur le plan physique, il est possible de se connecter aux chaînes musculaires de notre propre bras ou jambe et de suivre leurs dessins.

2) Pour les sentir dans l'énergie; ça peut être lors d'un soupir nous laissant percevoir le relâchement d'une tension physique et psychique en notre intérieur. Sentir l'écho du soupir dans l'espace qui nous entoure. Sentir jusqu'où il se propage et relâche les tensions. Comme le bâillement qui devient contagieux dans une assemblée.

6. Le temps d'intégration et de ré-organisation.

> Comment patient et praticien intègrent le chemin
> parcouru et ce qui résonne encore autour d'eux ?

Après l'apogée du relâchement et de la spiralisation, quand le *Point Faisceau* a touché un état de grâce, l'espace et l'énergie se réorganisent. L'ambiance qui a changé semble flotter un certain temps dans l'air, comme suspendue. L'onde de respiration du *Point Faisceau* mise en lumière est reconnue dans les alentours et se relâche dans l'espace. Elle s'y dissout et l'espace autour propose un nouvel équilibre.

Des connexions diverses s'effectuent pour réorganiser les objets dans ce nouvel équilibre dynamique. Les chaînes et le maillage de *Points Faisceaux* voisins communiquent entre eux et s'ajustent pour négocier leur place dans le nouveau maillage de *Points Faisceaux* selon les lois de la nature afin de retrouver un nouvel état, un nouvel équilibre acceptable ici et maintenant, pour la personne.

Puis, la réorganisation finissant, il pourra y avoir au fil du soin de nouvelles spiralisations qui vont pousser la conscience (corps-esprit) à se réorganiser encore plus. Ce temps d'intégration ou de réorganisation est variable selon les patients, l'intensité des changements d'état, l'intensité du relâchement qui suit et de la résonance dans l'espace autour, et dans la conscience (corps-esprit) du patient.

Une fois cette ouverture du champ de transformation poussé vers son extension maximale, quand l'onde de libération (de spiralisation) touche son apogée, un mouvement de retour vers la densité peut s'enclencher. C'est le retour vers le corps physique du sujet, vers le plan incarné des choses. Il y a eu l'enregistrement d'un nouvel équilibre, la conscience (corps-esprit) du patient a eu accès à une nouvelle image d'elle-même et l'intégration du changement vient poser l'ambiance.

Le patient peut se sentir un peu déstabiliser, flottant ou parfois revitalisé selon l'intensité de ce qu'il a reconnu (consciemment ou non) au travers de sa conscience (corps-esprit).

Ainsi, le ressenti d'un état de relâchement, c'est un peu l'énergie d'après l'orage, la fin d'une pelure d'oignon qui vient de tomber pour dénuder et affiner la conscience (corps-esprit). Plus tard viendra certainement un nouvel état de densité, une nouvelle épreuve pour l'âme qui expérimente la dualité sur terre. Soit en lien avec le même *Point Faisceau* singulier s'il n'a pas été suffisamment conscientisé, ou sur de nouveaux *Points Faisceaux* issus de la réorganisation.

Du point de vue du thérapeute, ce qui va rendre efficaces les six premières étapes de la libération énergétique et de la reconnaissance consciente des *Points Faisceaux* par le patient, c'est la qualité de son relâchement (lâcher prise, attention sans intention) et de sa connexion (ancreliage). Grâce à la bonne gestion de ce phénomène en soi-même, le thérapeute accompagne au plus juste la personne dont la conscience s'élève et transforme sa propre réalité. Le thérapeute l'aide alors à traverser les voiles des illusions qui cachent les signaux perceptibles de la respiration des *Points Faisceaux* inconscients. Puis il se place en garant du retour et de l'intégration des choses vers les plans plus denses où nous évoluons quotidiennement.

La réorganisation et l'intégration peuvent se faire aussi si le voyage ne fut pas trop lointain pour le patient. C'est pourquoi il est nécessaire d'être attentif dans les changements de plans énergétiques en cas de dissociation de la part du patient.

ATTENTION : Mise en garde

Il est très important de rester extrêmement prudent dans l'accompagnement des personnes sur des plans vibratoires trop lointains, surtout en cas de fragilité psychique, car il y a des risques de dissociation importants.

Si cela devait arriver, le ramener fermement dans la matière, avec des injonctions verbales, et des stimulations corporelles importantes et, si vous savez vous transposer dans la conscience de l'autre et entrer en dialogue avec ses forces ressources, cela peut aussi aider. Mais mieux vaut sentir le danger avant et éviter les ascensions que d'avoir à redescendre seulement la moitié d'une personne.

*

L'accompagnent du patient dans la phase d'intégration est de ce fait tout aussi importante que la phase de traitement et de libération. C'est la garantie d'une certaine efficience du voyage énergétique proposé. Il ne reste plus qu'à remercier. C'est ce que nous allons découvrir maintenant.

7. Remercier

« *Tous, soignants comme soignés, doivent accepter d'entrer dans un processus qui les dépasse, dont la dynamique et la finalité ne leur appartiennent pas.* »

Myriam Beaugendre

Comment ne pas être humble devant ce merveilleux processus de transformation ? Même si l'on peut croire parfois que c'est grâce à notre science ou à nos actions que se sont modifiées les choses, l'attitude de gratitude envers tout ce qui nous entoure est primordiale pour ouvrir immensément le champ des possibles qu'offrent la transformation et la libration énergétique.

Dans mouvement de remerciement, on peut distinguer 3 niveaux qui s'entremêlent :

- Se remercier Soi
- Remercier l'Autre
- Remercier l'invisible autour qui accompagne toutes les transformations

Nous avons consacré beaucoup de temps à l'apprentissage de différentes techniques, à la mise en place de méthode, à la rencontre de nombreuses personnes qui nous ont inspirés. Tout cela mérite bien le fait que l'on se remercie pour cet élan qui a tracé notre chemin de soignant.

Remercier cet autre sans lequel nous ne sommes rien. Cet autre qui, au travers du lien et du soin, nous a permis d'exister et de faire exister un désir de transformation, une possibilité de changement. Dans ce changement qui intervient, tout le monde y gagne. Quand la conscience (corps-esprit) fait un pas vers la compréhension et vers des énergies moins denses et figées, tout le monde profite de ce changement.

C'est pourquoi, lorsque nous avons posé cette nappe énergétique avec le patient, nous sommes entrés dans un autre champ d'énergie quantique. Un niveau vibratoire différent du quotidien lourd et dense. Cet exercice ou cette habitude est quelque chose qui permet au praticien et au patient de progresser et de fait à tout ce qui nous entoure de se réorganiser.

Dans ce qui se passe autour de la nappe énergétique, nous pourrions deviser longtemps sur les êtres subtils, les anges, les dieux, les forces du sol ou du ciel… mais cela appartient à votre bestiaire, à votre prisme de la réalité qui sert de levier au changement vibratoire. C'est pourquoi il est important de ne pas oublier aussi de remercier ce qui pour vous fait du sens.

J'ai en tête cet exemple d'une dame qui était très anxieuse, elle avait suivi des années de psychanalyse et avait travaillé longtemps dans des établissements pour les « fous ». Durant le soin, je n'arrivais pas ôter mon regard de son côté gauche où résidait une présence lointaine mais lumineuse.

Etrangement, après un mouvement de régulation qui partait en spirale depuis son épaule gauche et qui semblait plafonner dans le corps émotionnel, je lui demandai si l'idée d'une femme lumineuse qui l'accompagne fait sens pour elle. Immédiatement, elle se mit à briller des yeux et de tout son corps. La présence qui était lointaine s'est approchée jusqu'à nous enrober totalement et la spiralisation qui plafonnait dans le corps émotionnel s'est mise en action comme un feu d'artifice.

Au vu de mes ressentis et du profil de la patiente, je lui demandai si elle pensait à la Vierge Marie. A peine le mot fut-il prononcé que je me suis senti traversé par une énergie d'une puissance incroyable. Tous mes poils se sont dressés et tant bien que mal je maintenais le cap et la présence près de la patiente, qui commençait à convulser. Par-delà la surprise, elle m'avait prévenu que, dans les soins énergétiques, il lui arriver d'avoir des réactions de décharges assez fortes. J'avais bien du mal à me rassurer avec cela, mais à quoi bon lutter. Au bout de quelques secondes qui me parurent bien plus longues, son corps convulsa de moins en moins et je l'accompagnai en la rassurant.

Une fois les choses plus calmes, nous commençons à échanger. Cette expérience fut marquée pour elle comme une incroyable possibilité de ressentir dans son corps ce qu'est l'énergie de la femme, de la mère, de la liberté, à travers toutes les contraintes liées au rôle. Pour moi c'était l'incroyable sensation de ressentir au plus profond de moi cette énergie incroyable et ensemble nous nous sommes mis d'accord pour se remercier l'un l'autre et avons pris un instant pour remercier ce qui nous avait été envoyé. Chacun dans sa version de la réalité mais bien unis dans un ressenti puissant qui nous a dépassés. Cette sensation nous a proposé l'incroyable ressenti de ce qui, au-delà du visible et des mots, nous accompagne quand nous sommes dans l'ouverture et le moment juste pour cela.

En écrivant aujourd'hui ces lignes, je ressens encore l'onde qui m'avait traversé et, encore aujourd'hui, je remercie la patiente par une pensée et une dédicace ainsi que la force du puissant féminin sacré qui s'est alors manifestée.

Puissent les remerciements aller aux vents tels les drapeaux de prières sur les hauts lieux de l'Himalaya qui diffusent leurs intentions sans ego, leurs attentions bienveillantes envers le monde et les humains et les dieux.

Ainsi plongés dans nos destinées, nous ne soignons personne. Dans l'absolu, nous ne sommes que des associations heureuses de personnes (patient-thérapeute) qui cherchent à progresser en conscience (corps-esprit).

Le thérapeute avance dans la compréhension de son art et de sa science grâce au patient, et dans le même temps, le patient va avancer dans la compréhension de ce qu'il est, de ces maux, grâce au thérapeute. Cette interaction crée un cercle vertueux dépassant la simple bulle de dialogue instaurée lors du soin, Elle résonne dans un champ extrêmement plus vaste.

C'est un instant de suspension où la nappe énergétique créée par l'interaction thérapeute-patient se résorbe progressivement, laissant place à la régulation. La conscience (corps-esprit) de chacun est montée d'un cran, et chacun a la possibilité d'aller explorer une nouvelle image de ce qu'il est.

Remercier porte alors les échos du travail beaucoup plus loin que tout ce que l'on peut imaginer.

Remercier, c'est aussi marquer son respect face aux lois immuables de la nature en transformation. Remercier le présent, sa densité et son potentiel de transformation infini.

Toute la difficulté est de remercier ce qui est présent dans ce moment d'après soin et non pas de replonger dans le moment du soin. Nos sociétés font un éloge du feedback: se replonger dans l'expérience pour chercher les points à améliorer. Mais lorsqu'on est dans ce moment d'après soins, seul notre cœur, entier et sincère, remercie. C'est notre mental qui tente de vouloir faire le feedback et ainsi prolongera certains liens ou émotions non résolues qu'il nous semble alors nécessaire de « couper ».

Posons-nous un instant la question de nos rituels d'après soin. Que faisons-nous réellement? Activons-nous la transformation des choses à l'intérieur et à l'extérieur de nous? Les dissolvons-nous? Est-ce nous souhaitons « couper » avec le lien au patient ou passons-nous simplement à autre chose sans autre préoccupation ?

J'entends souvent cette phrase chez les thérapeutes : « Après le soin, je coupe ». Mais qu'est ce qui se coupe ? L'attachement à une situation ? Le lien au consultant ? Ou le lien qui relie simplement à l'idée, à la sensation qui reste après s'être investi dans le soin ? Mais n'est-ce pas là une action égoïste faite « avec », « pour », ou « sur » l'autre ?

A mon sens, dans l'absolu, on ne coupe rien du tout. Au mieux, on détourne notre attention pour se focaliser sur son centre, sur son « ancreliage », sur une autre tâche. Car ce qui a été mis en mouvement dans un soin appartient à chacun et le lien qui s'est manifesté dans l'acte thérapeutique appartient à l'univers, à quelque chose qui nous dépasse. Dans cette optique, ne pourrait-on pas accepter d'avoir simplement partagé un mouvement de conscience plus vaste que la nôtre? D'avoir partagé un bout de chemin avec quelqu'un ? Placés tous les deux sur une nappe d'énergie plus élevée qui nous a permis d'observer la respiration des *Points Faisceaux*?

Tous deux, patient et praticien, avons fait un bout de chemin ensemble et nos routes maintenant se séparent, chacun va vers de nouveaux horizons. Si nous ressentons le besoin de couper le lien, peut-être devons-nous encore travailler sur notre faiblesse à sortir d'un lien de dépendance, sur nos propres irrésolus. Suis-je dépendant de mon rôle de thérapeute? Dépendant de ce que me renvoie narcissiquement la personne soignée? De quoi suis-je dépendant si mon esprit reste encore plongé dans le soin passé? Quelle part de mon ombre a été contactée si maintenant un sentiment envers l'autre est persistant?

Nous avons ainsi tous du chemin à faire pour clarifier nos liens qui se tissent dans les relations privées ou thérapeutiques. Alors pourquoi ne pas simplement remercier l'univers de nous avoir mis en présence de nouvelles possibilités de croissance et continuer d'avancer, de continuer à partager le don ?

Merci pour votre lecture attentive

Merci à ceux qui ont coopérer et soutenu cet ouvrage

Merci à aux patients, aux enseignants, aux mentors

Merci aux innombrables innommables qui font l'Unité

Merci au TOUT pour la juste place des choses !

Conclusion

Au moment où s'écrivent ces dernières lignes je m'aperçois que l'écriture de ce livre m'a changer, me demandant de creuser plus loin que le simple « insight » de l'idée, de structurer les choses, de les descendre vers un texte structuré et j'espère compréhensible. Garder la compréhension sans perdre la complexité du sujet, une vaste tâche.

Quand bien même, cette écriture a mis au jour de ma conscience tellement de *Points Faisceaux* variés qu'il m'est apparu plus que nécessaire d'aménager des zones « ressources » fortes et régulières. Et c'est la même chose en soin énergétique trouvez vos « ressources » en début et fin de séance[16]. Cela permet d'accueillir en conscience et sur des bases stables, les nouvelles respirations (grâce-densité) qui préparent déjà l'ouvrage suivant avec une conscience augmenté.

Sur le plan de l'écriture, la conclusion est cet espace transitoire entre ce qui s'achève, s'intègre et ce qui fourmille déjà dans le désir de continuer. C'est un point fugace et dynamique, et non un point final. Dans ce sens, la nature de ce que j'ai voulu vous transmettre est maintenant libre de circuler, d'être repris, déformer, critiqué, mis en discussion, utilisé en pratique, diffusé. Plus rien ne retiens cela, et que cela soit.

La seule chose véritablement importante que j'aimerais vous avoir transmis, ce sont des images, des références, des techniques et le goût

---

[16] Cf. « la trame » Patrick Burensteinas

de la curiosité pour les phénomènes énergétiques. Maintenant c'est votre sensation, en quête d'un équilibre dynamique qui va vous permettre d'ajuster sans cesse votre pratique thérapeutique, au plus proche de la nécessité de chaque situation. Pour cela conservez précieusement la quête de justesse dans l'action et l'envie de se relier verticalement (terre-ciel) et horizontalement (…entre les hommes) afin d'augmenter la singularité de vos actions et de vos soins.

Je vous encourage à pratiquer sans relâche et à expérimenter progressivement les techniques, en stage ou pour vous-même, afin qu'elles trouvent une juste place en vous, pour assoir la confiance dans votre Don et développer votre propre pratique.

Encore une fois, il est important de bien saisir le fait que dans ce livre il n'y a aucune vérité. Et pour illustrer ce flou qui peut parfois régner dans les perceptions énergétiques, j'aime reprendre la phrase de conclusion fétiche d'un ami géobiologue. A la fin de ses stages il a pour habitude de dire : « dans tout ce que nous avons vu aujourd'hui, il y a 50% de vrai, 50% de faux. J'en ai conscience et vous aussi. Ainsi nous progressons. »

Aussi, conservez l'unique nécessité de cultiver votre Don, de forger vos ressentis, de définir votre éthique, d'enrichir et d'approfondir vos connaissances en maintenant l'ancreliage.

Continuez à vous initier en gardant les yeux bien ouverts, soit auprès des grandes traditions soit auprès de personnes qui vous inspirent même transitoirement, tout en conservant toujours sa spécificité et sa singularité. Seul, mais ensemble, nous parcourons le chemin.

Puissions-nous œuvrer ensemble au développement de Tous, du mieux qu'il nous sera possible en regardant par les yeux du cœur.

[paroles du maître à son disciple…]

« L'homme de connaissance. Lui, si je ne le surveille pas
comme le lait sur le feu, il serait bien capable
de me faire croire qu'il sait vraiment.

Vis dans ton corps, Luis, dans l'amitié,
dans la sensation de ton corps.
Il ne pense pas, il n'imagine pas, il ne suppose rien.
Il fait, à chaque instant, seconde après seconde, ce qu'il doit, rien de
plus ».

Henri Gougaud
« Les sept plumes de l'aigle »

Bibliographie

ARNTZ William, CHASSE Betsy, VICENTE Mark, « *Que sait-on vraiment de la réalité ?* » Broché, 2007

BEAUGENDRE Myriam, « *Prendre soin de l'âme* », Seuil , 2017

BIENVENU Alain, « Le corps et les lois de la vie : introduction à l'Ortho-Bionomy », Sully, 1996

BRAUN Lucien « *Paracelse* », Slatkine, Seuil, 1995

BRUNET Michel, « *Reiki : santé-longévité* », Trajectoirc, 2004

BUNGE Gabriel, « *vases d'argile* », spiritualité orientale n°73, abbaye de Bellefontaine, 1998

BURENSTEINMAS Patrick *«La Trame – Se soigner par l'énergie du monde* », Le Mercure Dauphinois, 2013

CASTANEDA Carlos, « *Histoire de pouvoir* », Folio, 1974

CLERGEAUD Lionel « Les points de Knap - Soulagement des douleurs », Broché, 2008

DISPENZA Joe, « Rompre avec soi-même: Pour se créer à nouveau », Broché, 2013

EDDE Gérard, « *Le silence du Dragon* », Broché, 2007

GOUGAUD Henri, « Les sept plumes de l'aigle », Seuil, 1995

HAMMIN Vincent, « concession à perpétuité, mémorandum pour l'au-delà », La providence, 2016

JOHNSON Jerry Alan, « *Traiter de Qi-gong médical* », tome 1, Chariot d'Or, 2013

JUNG Karl Gustav, « Psychologie du Yoga de la Kundalini », Albin Michel, 2005

JUNG Karl Gustav, « *L'homme à la découverte de son âme* », Albin Michel, 1987

KINSLOW Franck, « Quand rien ne marche, apprenez à ne rien faire », Broché, 2016

KINSLOW Franck, « La guérison quantique : Le pouvoir de la conscience pure », Broché, 2012

LIPNICK Yann, « Connais-toi toi-même : la libération de l'être », Ôvilorôi, 2017

LIPNICK Yann, « Connais-toi toi-même et tu connaitra l'univers et les Dieux », Ôvilorôi, 2014

LIPTON Bruce H, « *la biologie des croyances* », Ariane, 2016

NAUDI Clara, « Réconcilier les thérapies », Ecce, 2011

ODOUL Michel, « Dis-moi où tu as mal, je te dirai pourquoi », Broché, 2002

ODOUL Michel, « Dis-moi quand tu as mal, je te dirai pourquoi », Broché, 2013

PHAKYAB Rimpoché, STILL-RIVER Sofia, « *La méditation m'a sauvé* », Le cherche midi, 2014

RANSFORD Emmanuel, CHAMBON Olivier, ATHAM Tom, « *L'homme Quantique* », Guy Trédaniel, 2017

ROUMI Claude, « Interprétation endocrinienne des centres réflexes de Chapman », Broché, 2014

SCHMITT Eric-Emmanuel, « *la nuit de feu* », Albin Michel, 2015

STAPP Henry P, « Le monde quantique et la conscience », Broché, 2016

WERBER Bernard, « Encyclopédie du savoir relatif et absolu », Poche, 2003

Table des matières

© 2019 LUX Benoit
ISBN : 978-2-3220-1350-0
Dépôt légal : Mai 2019

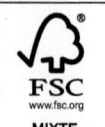